Organização
Ana Claudia Sniesko

pandemias e A ARTE DE EQUILIBRAR A MENTE

Lafonte

1º edição – 2020

Sumário

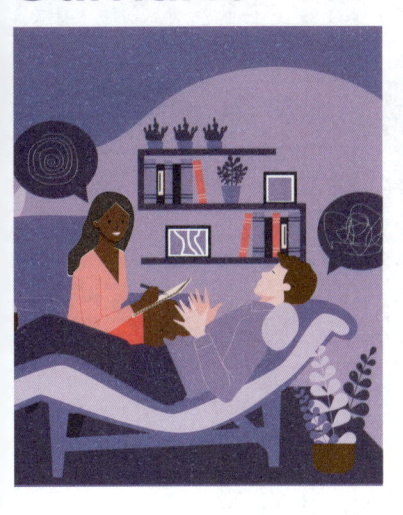

JÁ PASSAMOS POR ISSO   06
Pode ser a primeira pandemia da nossa geração, mas a humanidade já enfrentou outros episódios bem parecidos com esse

SERÁ QUE É SÓ TRISTEZA?   10
Quando a falta de disposição e o desânimo são companheiros do dia a dia, é um sinal de que a saúde mental precisa de atenção

ANSIEDADE E ESTAFA   14
O Brasil já era o país mais ansioso do mundo antes da pandemia e alguns transtornos foram intensificados neste período

UMA AJUDA NATURAL   20
A Medicina Integrativa oferece um arsenal de terapias que ajudam a relaxar e trazem o equilíbrio de volta em poucas sessões

ÓCIO CRIATIVO   26
Rituais e rotinas foram perdidos, mas o momento serve para resgatar prazeres e atividades

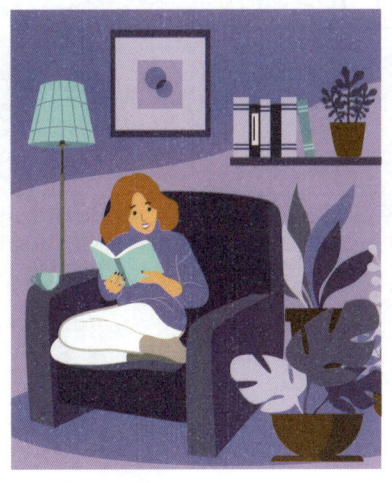

MOVIMENTE O CORPO   30
O exercício físico funciona como um ansiolítico natural e combate os sintomas que insistem em aparecer no pós-pandemia

SONO E RESPIRAÇÃO   34
Algumas dicas práticas e técnicas de respiração são capazes de aliviar a tensão na hora de dormir

PSICOLOGIA POSITIVA   38
A energia da mudança nos deixa em estado de alerta, mas os ensinamentos dessa modalidade nos ajudam a retomar o centro

AMBIENTE QUE CUIDA   44
Depois de passar tanto tempo em casa, esse local passou a ser um refúgio e organizar esse espaço é cuidar da saúde

CRIANÇAS E IDOSOS   48
O isolamento social intensificou a ansiedade nos pequenos e aumentou os casos de depressão entre os idosos

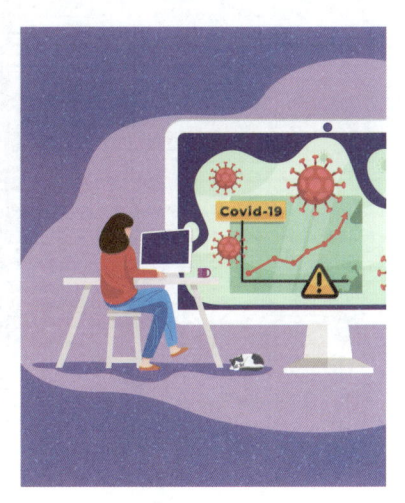

DESVENDE FAKE NEWS   52
Observar características de notícias compartilhadas minimizam as chances de acreditar em mentiras

FATO OU FAKE?   56
Descubra quais são as principais informações que passaram a circular por aí e nos deixam em dúvida sobre a sua veracidade

O MUNDO NÃO É MAIS O MESMO   58
O prognóstico ainda é incerto, mas algumas mudanças já podem ser observadas no nosso dia a dia e chegam para ficar

A LUTA DO LUTO   64
Diante das restições para evitar a contaminação, a impossibilidade da despedida nos trouxe a urgência de ressignificar os rituais de partida

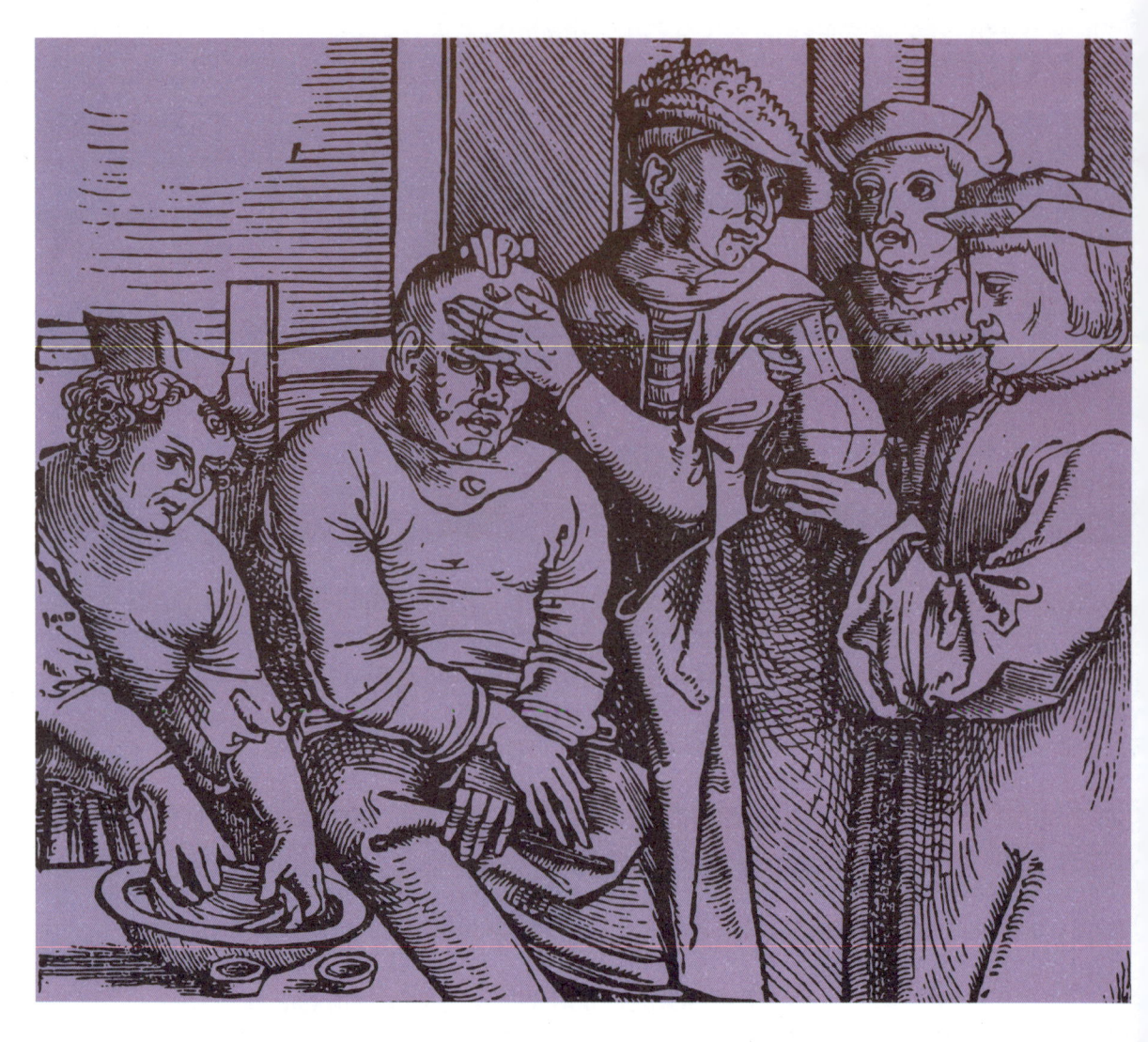

Já passamos por isso antes

Pode ser a primeira pandemia desta geração, mas a humanidade já enfrentou muitos outros episódios que nos mostram que há muitos motivos para esperança.

Está nos livros, nos filmes e até na Bíblia! As pandemias, pragas e surtos de doenças fazem parte da nossa história. Pode não parecer, já que os avanços tecnológicos dos últimos 100 anos incluíram tantos avanços da medicina que nós ainda não havíamos vivenciado uma doença em escala global. Mas, atenção, apesar de tudo, a humanidade sobreviveu a todas elas, e prosperou, e vamos sobreviver mais uma vez.

Se existe uma pandemia que marcou a história do mundo ocidental, foi a Peste Negra, ou Peste Bubônica, que assolou a Europa durante cerca de uma década e levou consigo um terço de sua população. Tudo começou quando pulgas de ratos mongóis (que não conviviam muito com humanos) passaram a habitar ratos tipicamente europeus naquele momento em que se fortalecia a rota da seda. As cidades europeias da época tinham sistemas de saneamento muito precários e eram muito sujas e a doença se alastrou.

O pano de fundo do Decamerão, obra de Bocaccio, são exatamente as histórias contadas por 10 jovens em isolamento social devido à Peste Negra na Itália. O livro é um dos marcos do período conhecido como Renascimento e, consequentemente, a transição que deu fim à Idade Média. Muitos historiadores, inclusive, apontam a Peste Negra como força motriz que desencadeou o Renascimento, como se após aquele período conturbado o pensamento europeu se voltasse mais para o humano.

Acabava a Primeira Guerra Mundial e um surto de gripe arrebatou o mundo. O primeiro país a noticiar com alguma ênfase a pandemia foi a Espanha - embora seja improvável que a gripe tenha se originado lá -, mas esta acabou conhecida como Gripe Espanhola. Curiosidade: na Espanha era conhecida como Gripe Francesa essa enfermidade que, recentemente, descobrimos ter sido uma variação do H1N1.

A epidemia de gripe se alastrou pelo mundo e marcou três ondas de contágio e causou espanto por ter uma taxa de letalidade muito mais elevada que uma gripe comum. Entre janeiro de 1918 e dezembro 1920, o mundo observou atônito os efeitos da doença que matava principalmente adultos jovens. Quase a totalidade das mortes nos Estados Unidos devido à Gripe Espanhola foi de pessoas com menos de 65 anos e quase metade eram adultos jovens de 20 a 40 anos. Há explicação para tal fenômeno, uma vez que a gripe normalmente é mais fatal para crianças com menos de dois anos de idade, adultos com mais de 70 anos e imunodeficientes. Ocorre que, em 1918, os idosos podiam ter contado imunização com parcial causada pela exposição à pandemia de gripe que ocorreu entre 1889 a 1890, conhecida como "gripe russa".

Outro fenômeno cultural se seguiu à Gripe Espanhola, nos Estados Unidos, ficou conhecido como a Era do Jazz e, na França, como "Années folles" (anos loucos). O período que compreende os anos de 1920 até 1929 (quando ocorre a Quebra da Bolsa de NY que redunda na Grande Depressão) são conhecidos como anos de efervescência cultural, acompanhadas de avanços tecnológicos em diversas áreas. O que não foi inventado nesta época, certamente foi aperfeiçoado e popularizado em formatos que perdurariam por décadas.

A história tem mostrado que a civilização não apenas prospera após períodos de crises, como também se reinventa científica e culturalmente. Ainda que o preço de uma pandemia seja bastante alto, o que se vive após é proporcionalmente emocionante e rico. O importante é aprender com as experiências do passado e cuidarmos de nós enquanto indivíduos e sociedade, para minimizar esses danos. As restrições sociais, as incertezas e o medo já são o motriz suficiente, o ideal é que se possa atingir o menor número de doentes e mortes até que uma cura seja encontrada.

Foram oito surtos de Pandemias do Cólera entre 1816 e 1966

Foi quando começou a quarentena...

Do italiano *quaranta giorni* (40 dias), a prática da quarentena começou no século 14, a partir do momento em que autoridades portuárias italianas passaram a exigir que embarcações que chegavam de países com surtos de Peste Negra permanecessem ancorados por 40 dias, até que o desembarque fosse autorizado.

A ideia de aliar conhecimentos em geografia e análise estatística para definir e coibir surtos começou com o médico britânico John Snow, que, em 1854, demonstrou que a cólera estava se espalhando através da água contaminada dos países vizinhos. Hoje, essa é uma estratégia de controle sanitário muito utilizada.

As 8 piores pandemias da história

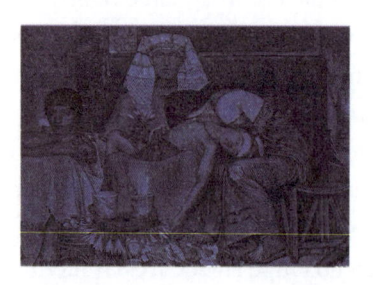

PESTE DO EGITO (430 a.C.)
Sem estimativa de mortes
A febre tifoide matou um quarto das tropas atenienses e um quarto da população da cidade durante a Guerra do Peloponeso. A doença exterminou seus hospedeiros a uma taxa mais rápida que a velocidade de transmissão. A causa exata da peste era por muitos anos desconhecida; em janeiro de 2006, investigadores da Universidade de Atenas analisaram dentes recuperados de uma sepultura coletiva debaixo da cidade e confirmaram a presença de bactérias responsáveis pela febre tifoide.

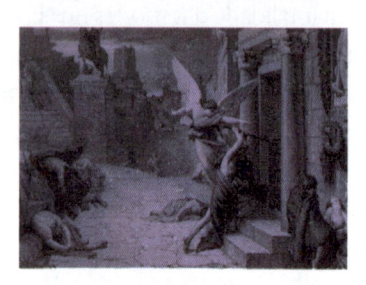

PESTE ANTONINA (165-180 d.C.)
5 milhões de mortes
A Peste Antonina tem relatos de surgimento no antigo Império Romano, com a volta de soldados que foram lutar no Oriente Médio. Devido à falta de maiores relatos da época, não é possível saber com precisão as informações de sintomas e disseminação, mas existem teses que indicam ser varíola ou sarampo. A imprecisão não elimina o fato de ela ter sido uma das piores doenças que o mundo já viu, ao ter 5 milhões de vítimas fatais estimadas.

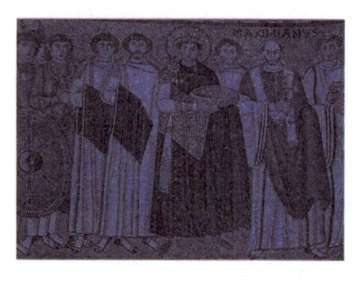

PESTE DE JUSTINIANO (541-X d.C.)
50 milhões de mortes
Foi a primeira contaminação registrada de peste bubônica. Começou no Egito e chegou à Constantinopla na primavera seguinte, enquanto matava (de acordo com o cronista bizantino Procópio de Cesareia) 10.000 pessoas por dia, atingindo 40% dos habitantes da cidade. Foi eliminada até um quarto da população do Oriente Médio.

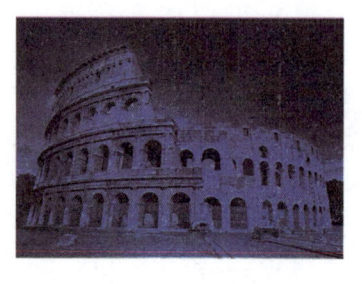

PESTE DE CIPRIANO (250–271 d.C.)
Sem estimativa de mortes
Causada por varíola ou sarampo, iniciou-se nas províncias orientais e espalhou-se pelo Império Romano inteiro. Segundo relatado, em seu auge chegou a matar 5 000 pessoas por dia em Roma

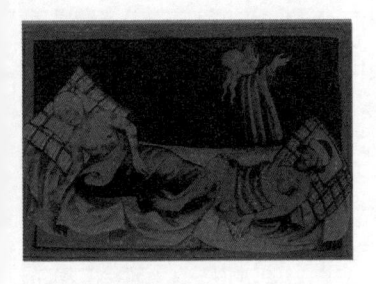

PESTE NEGRA
(1347-1351 d.C.)
200 milhões de mortes

Não é por um acaso que a peste bubônica ficou tão famosa até os dias atuais. Ela ganhou o nome de "Peste Negra" e foi a maior pandemia já vista no mundo, em dois âmbitos: a mais mortal – 200 milhões de pessoas perderam a vida – e uma das mais duradouras – quatro anos. O início do surto teria ocorrido na Ásia Central, com o transmissor também hospedado em pulgas presentes nos ratos. Por meio dos barcos de comerciantes, teria se espalhado pela Rota da Seda até alcançar a península de Crimeia e, posteriormente, devastar todo o continente europeu. Estima-se que entre 30% e 60% da população da Europa perdeu a vida devido à pandemia.

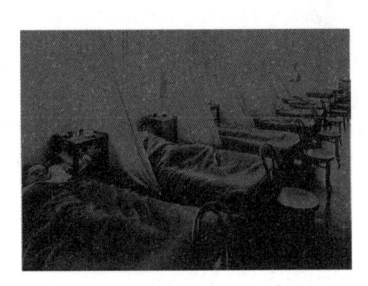

GRIPE ESPANHOLA
(1918-1919 d.C.)
40-50 milhões de mortes

A terceira pandemia mais letal da história foi a da Gripe Espanhola. Ela surgiu em meio à Primeira Guerra Mundial e era causada pelo mesmo vírus da gripe H1N1. Estudos indicam que cerca de 500 milhões de pessoas teriam se contaminado – aproximadamente 27% da população mundial. Apesar do nome, ela não teria surgido na Espanha, e sim na China ou nos Estados Unidos. A classificação ocorreu devido ao fato de o país europeu ter sido o primeiro a noticiar a doença – como o território não estava em guerra, a imprensa ficou livre para informar devidamente.

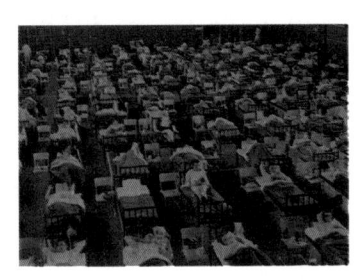

GRIPE ASIÁTICA (1957-1958 d.C.)
1,1 milhão de mortes

A Gripe Asiática se assemelha à russa em alguns aspectos. Durante sua epidemia, entre 1957 e 1958, ela matou uma quantidade de pessoas similar – 1,1 milhão – na China. Ela também teria surgido do vírus H2N2 – uma variação do Influenza A, com origem aviária – e, segundo alguns autores, a sua origem estaria liga a uma mutação, presente em patos selvagens, com cepa humana que já existia.

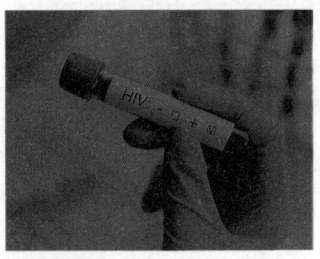

HIV/AIDS
(1981-PRESENTE)
25-35 milhões de mortes

Estima-se que o vírus HIV tenha origem em priimatas na África Central e Ocidental, no começo do século XX. Ele é o causador da Aids (Síndrome da Imunodeficiência Adquirida) e já vitimou entre 25 e 35 milhões de indivíduos. O patógeno circula desde 1981 e ainda há quase 40 milhões de pessoas infectadas no mundo.

Uma das poucas regiões que passou ilesa pela gripe espanhola foi a Baía de Bristol, Alasca, que adotou a estratégia de fechar escolas, proibir reuniões públicas e impedir o acesso pela estrada principal.

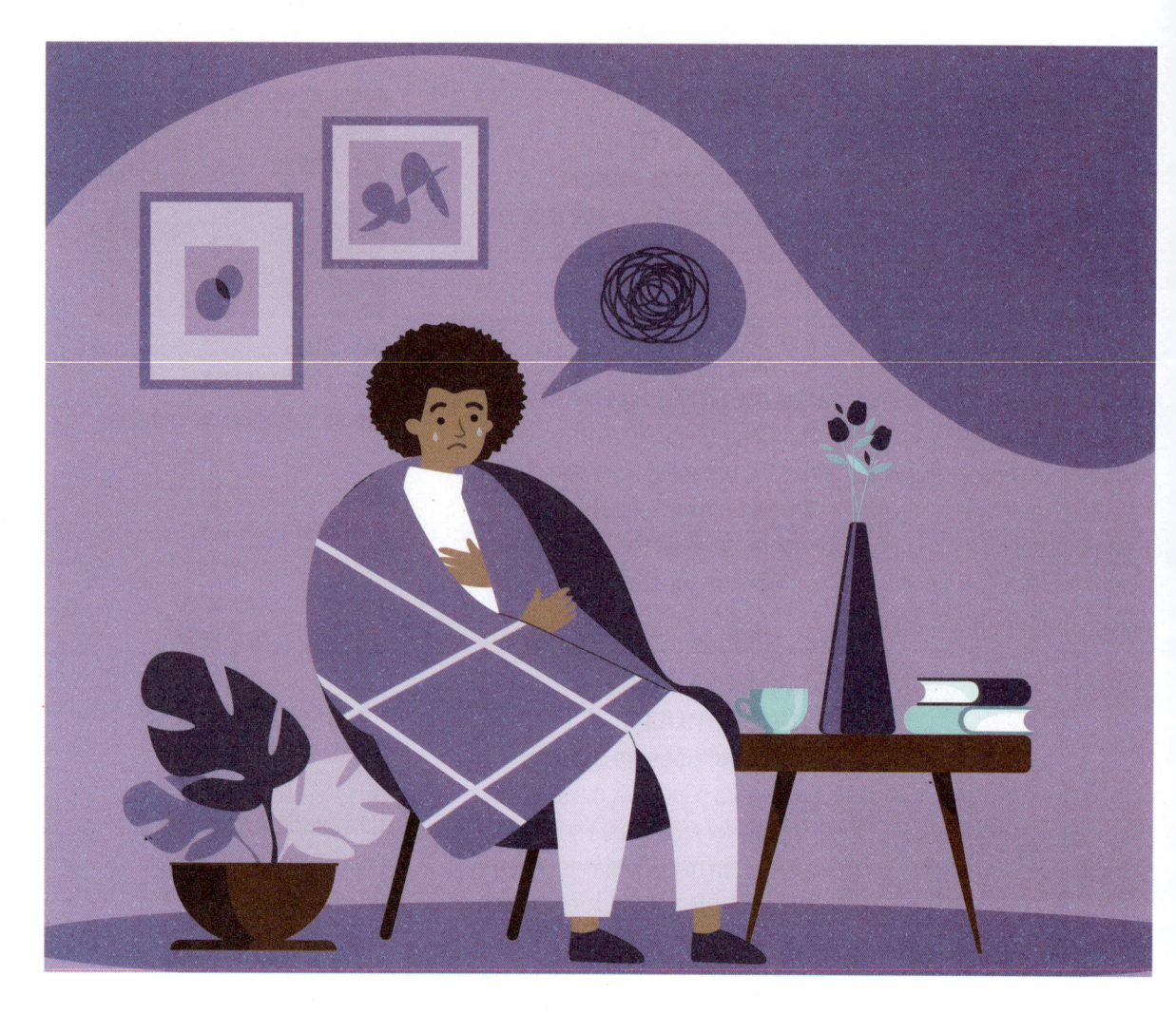

Será que é só tristeza?

Sabe quando alguém te pergunta se o copo está meio cheio ou meio vazio e você sequer vê o copo d'água? A sensação de tristeza e melancolia acomete muitas pessoas em meio a pandemias era mais do que esperada. Porém, se os dias sempre parecem cinza, por mais que haja um sol brilhando lá fora, algo pode estar a mais acontecendo e talvez seja hora de prestar atenção nisso, ou de pedir ajuda.

Mas de onde vem essa tristeza? Em condições normais, o mundo já é estressante e uma grande parcela da população brasileira já lida com questões de saúde mental, a ponto de se falar de pandemia de depressão mesmo antes da necessidade do isolamento social para se barrar a transmissão de uma doença contagiosa. Amplificando fatores de estresse e diminuindo os elementos de suporte, tal como o contato humano, a relação com os amigos, a rotina de lazer e trabalho e o exercício físico, a sensação de tristeza pode ter se transformado em uma doença que precisa de acompanhamento.

Ainda que não sejam causadas por um elemento invasor no corpo, tal como um vírus ou uma bactéria, a depressão e outras doenças mentais não deixam de ser enfermidades físi-

Quando a falta de disposição e o desânimo são companheiros do dia a dia, é um sinal de que a saúde mental precisa de atenção

cas, que se relacionam com o equilíbrio químico do organismo, afetando todos os órgãos e causando danos à saúde por completo.

É normal (e até saudável!) estar triste e ter momentos de desesperança diante de uma situação que afeta toda a sociedade e coloca em risco cada indivíduo àqueles a quem se ama, mas existem sinais de que essa tristeza pode passar dos limites.

Os especialistas definem a depressão como uma doença que acomete o corpo como um todo. É um estado que traz uma sensação de vazio, no qual predominam uma tristeza profunda vivida fisicamente, uma lentidão e até a inibição dos movimentos corporais. A apatia se reflete na redução da capacidade de concentração, perda de interesse pelas atividades antes prazerosas, energia reduzida, facilidade em sentir cansaço. É possível definir três diferentes graduações: leve, moderada ou grave. Em todas elas encontram-se sentimentos de medo, insegurança, falta de esperança e desamparo. Também são comuns sensações de culpa e falta de sentido na vida.

Os transtornos de humor, dos quais a depressão faz parte, constituem um problema de saúde pública. Têm se tornado cada vez mais frequentes, são pouco reconhecidos e, quando o diagnóstico é feito, muitas vezes a enfermidade é tratada de forma incorreta. E, ao contrário do que o forte crescimento do número de casos nos últimos anos pode fazer crer, a depressão é uma doença que vem afetando a humanidade ao longo de sua história. Isso porque, embora o estresse possa ser um fator de precipitação da doença, existe uma predisposição genética para a depressão. Por isso, para a psicanálise, as causas podem ser de origem externa ou interna ao indivíduo.

A família, mesmo de longe, tem um papel fundamental no tratamento de alguém que sofre com sintomas depressivos. A tolerância, a compreensão e o acolhimento parecem constituir um poço sem fundo para os que estão à volta de alguém deprimido. Por outro lado, pequenos gestos como sair da cama, dar uma volta no quarteirão ou ligar para um amigo ganham o peso de uma impossibilidade radical. Isso pode ser percebido como uma mistura curiosa entre desamparo e arrogância, o que frequentemente levanta reações de raiva e ódio.

A atitude acolhedora, porém assertiva, é algo difícil de se manter a longo prazo pelos familiares de alguém deprimido, mas buscá-la é fundamental para o sucesso do tratamento. O primeiro passo é encarar a depressão como uma doença, que precisa de tratamento adequado, paciência e apoio para que seja curada.

Fique de olho nesses sinais

Algumas mudanças podem ser um indicativo de que algo não vai bem e que a sua saúde mental precisa de atenção. A falta de vontade de levantar da cama ou mesmo passar horas na cama sem conseguir dormir, são sinais clássicos de que a mente está agitada. Alterações no apetite também devem ser observadas. Comer demais ou não sentir fome alguma não é normal e podem ser sinais de um quadro depressivo. O cansaço extremo, irritabilidade e nervosismo constantes são mudanças de comportamento que precisam ser investigadas.

Saiba se o esforço para barrar o avanço da pandemia afetou o equilíbrio das suas emoções, respondendo às perguntas a seguir.

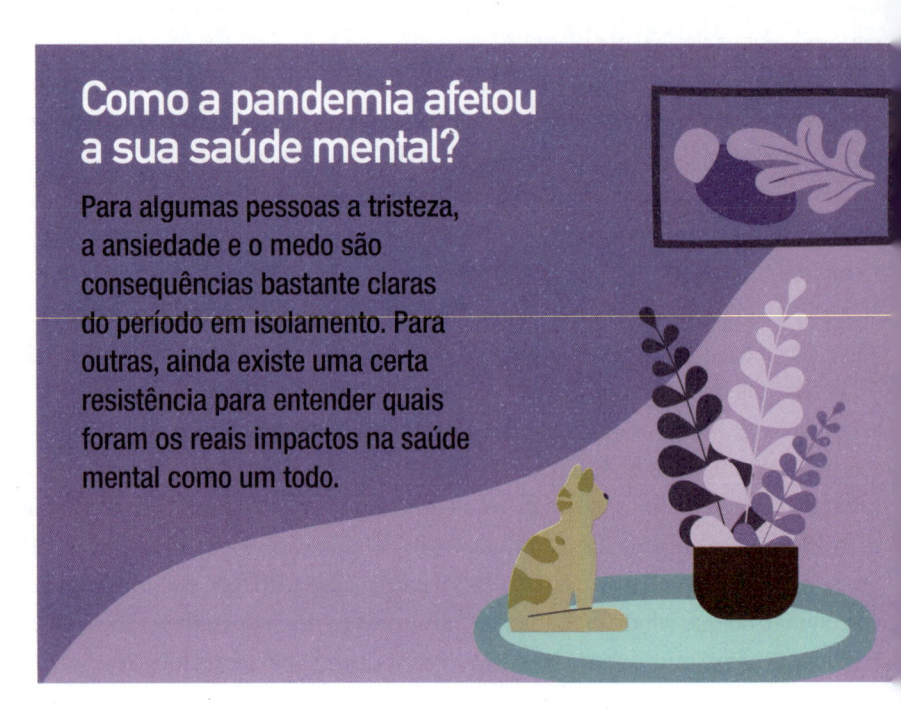

Como a pandemia afetou a sua saúde mental?

Para algumas pessoas a tristeza, a ansiedade e o medo são consequências bastante claras do período em isolamento. Para outras, ainda existe uma certa resistência para entender quais foram os reais impactos na saúde mental como um todo.

1 Como foi ser pego de surpresa com a necessidade de isolamento social?
A) Me assustei, porém, me adaptei rapidamente
B) Não acreditei e segui, por um tempo, a minha vida normal
C) Fiquei extremamente assustado(a) e acreditando que adoeceria
D) Resolvi que iria me adaptar e aguardar o que aconteceria

2 Algumas emoções foram nos acompanhando conforme víamos que o período de isolamento ia se estendendo. Quais emoções foram mais frequentes?
A) Medo
B) Desamparo
C) Tristeza
D) Frustração

3 Muitos não respeitaram o período de isolamento social e não fizeram questão de esconder isso. Como você se sentiu diante dessas situações?
A) Cada um cuida da sua vida
B) As pessoas deveriam ter mais empatia
C) O ser humano não tem mais jeito
D) Melhor ignorar para não se aborrecer

4 Como você se comportou em relação aos noticiários?
A) Assistia a todo momento e ficava tenso(a)
B) Acompanhava esporadicamente, mas ficava extremamente preocupado(a)
C) Ouvia as notícias por terceiros e minha ansiedade só aumentava
D) Resolvi abstrair e somente tomar conhecimento do essencial

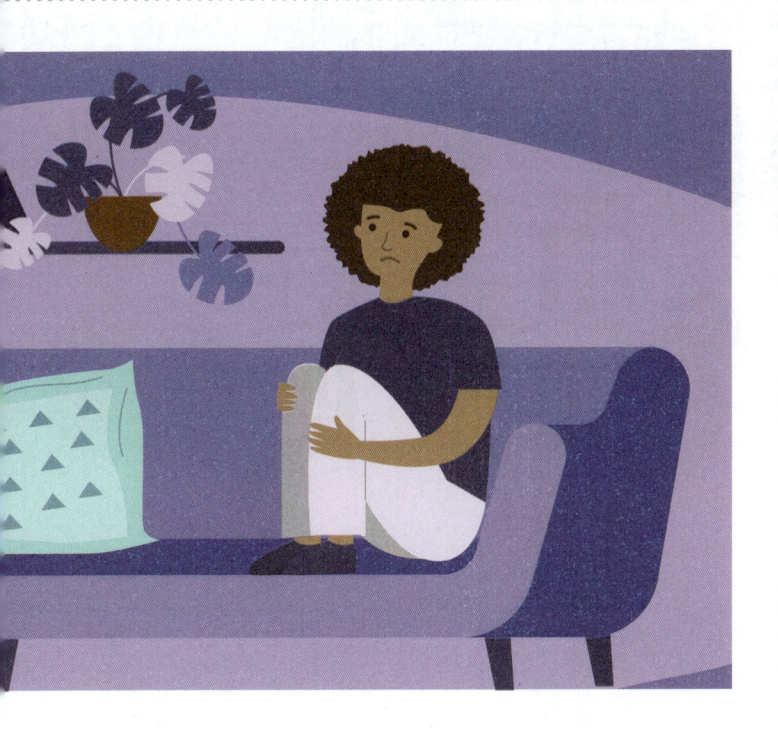

5 Há quem acredite que estamos no caminho de conviver com o vírus sem grandes danos para nossa saúde. Como você se sente em relação a isso?

A) Apavorado(a), pois as pessoas não têm conhecimento e bom senso
B) Receoso(a), mas consciente de que preciso fazer a minha parte e tomar as medidas preventivas necessárias
C) Acredito que terei de mudar meus hábitos para sempre, pois sinto que esse vírus não vai embora tão cedo
D) Todos iremos morrer um dia, então, tomarei cuidado, mas vou seguir minha vida normalmente

6 As coisas seguindo como estão, precisaremos nos adaptar a um "novo normal". Você se sente preparado para esse possível cenário?

A) Prefiro aprender novas maneiras de convivência a me expor ao perigo de contágio dessa doença tão perigosa
B) O que seria o novo normal? Eu continuo achando que viverei preso(a) na minha casa
C) Posso ser exagerado(a), mas só saio da minha casa se for por obrigação ou se tiver alguma emergência
D) Tentarei, aos poucos, me adaptar a esse novo normal, afinal, podemos nos adaptar a quase tudo nessa vida

Resultado:

Maioria das respostas com a letra A: Grande impacto emocional em decorrência da pandemia. Os sintomas precisam ser acompanhados para evitar o agravamento da situação e, se for o caso, passar por uma avaliação médica para checar a necessidade de um acompanhamento/tratamento mais prolongado.

Maioria das respostas com as letras B ou C: O impacto é moderado, visto que a adaptação passou, com o tempo, a ser uma necessidade. Porém, é importante estar atento às emoções para saber quando há um desequilíbrio. Sentir medo e insegurança é normal, até um certo ponto, mas quando essas emoções se tornam persistentes, o acompanhamento psicológico é indicado.

Maioria das respostas com a letra D: A pandemia pouco impactou em sua estrutura emocional e você pode ter uma capacidade de resiliência maior do que imaginava. Momentos desafiantes muitas vezes guardam uma oportunidade de crescimento. Saber usar essa resiliência a seu favor em outros setores da vida é uma boa alternativa.

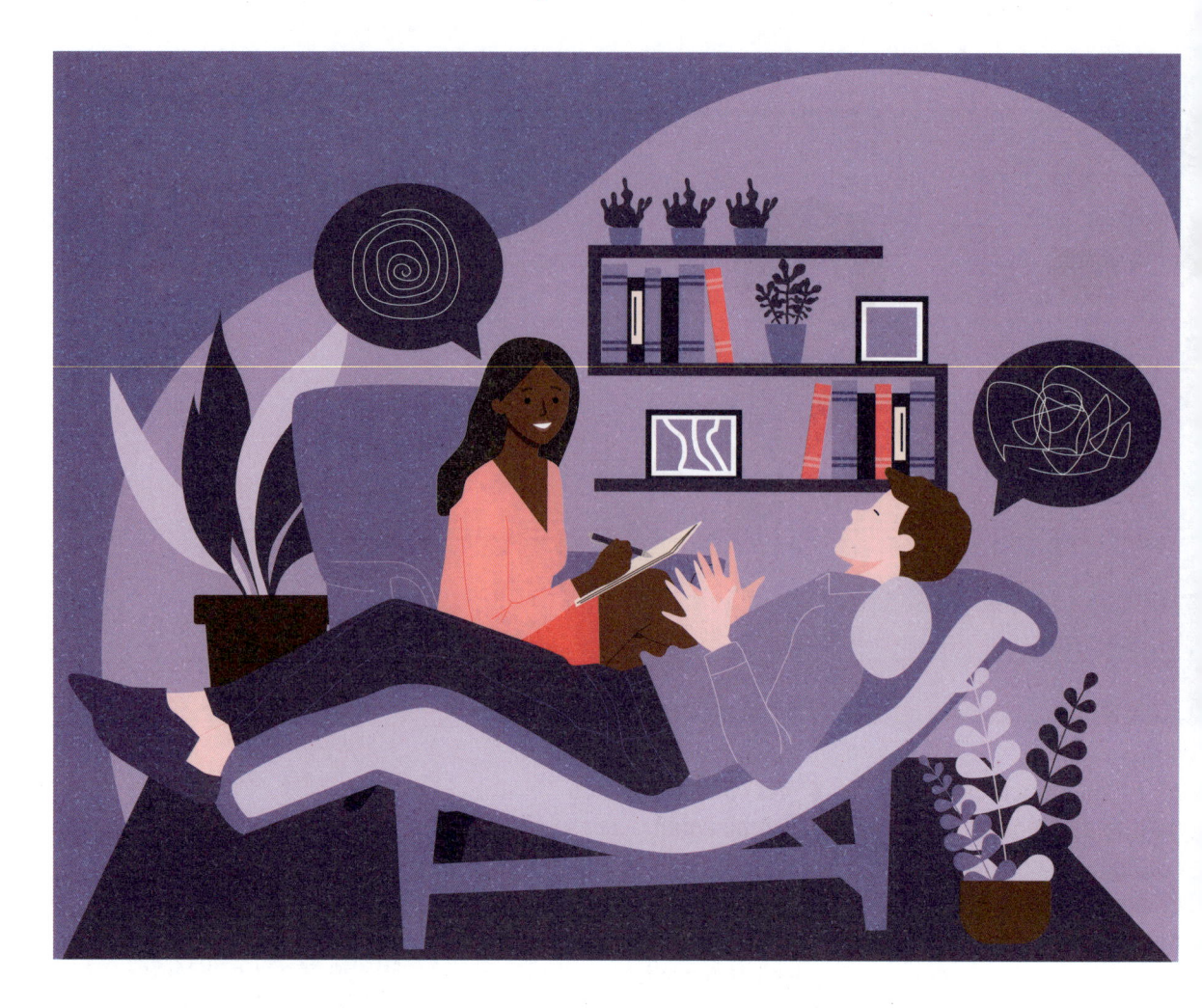

Ansiedade e estafa mental

Preocupação é uma palavra que se forma a partir da fusão do prefixo "pré" com o vocábulo "ocupação" e, realmente, define bem como se sente uma pessoa que se ocupa previamente com determinado assunto. A ansiedade excessiva é exatamente isso: manter a mente tão focada nos acontecimentos futuros a ponto de se desgastar com o que nem aconteceu. A pessoa, então, não consegue relaxar no presente. Foi essa a tônica do isolamento social, que aumentou ainda mais os níveis de ansiedade da população brasileira.

Ainda que neste momento exista um fator externo e coletivo que motiva possíveis crises, muitos outros podem colaborar. Não é fácil para um ansioso se desligar de suas preocupações. Afinal, são muitas as possíveis causas desse comportamento. A ansiedade pode ter origem genética, ou seja, o indivíduo herda uma predisposição e manifestações bem precoces dos sintomas podem aparecer em crianças agitadas, hiperativas. Pode também decorrer de uma infância em que a pessoa se sentia carente, insegura, e vivia em um ambiente problemático, que reforçava o sentimento de que coisas desagradáveis estavam sempre prestes a acontecer. Esse tipo de circunstância sempre gera ansiedade. Outra hipótese é o desequilíbrio na quantidade e na atividade de neurotransmissores.

Segundo a OMS, o Brasil já era o país mais ansioso do mundo, mesmo antes da pandemia

Uma das dicas para perceber se a ansiedade está se tornando algo patológico é verificar a causa do problema. É normal ficar tenso com situações desconhecidas, como o caso da pandemia, mas quando a sensação se espraia para situações cotidianas, doença à vista. O quadro é resultado de elementos inofensivos, e qualquer coisa pode gerar ansiedade.

Existe uma classe de problemas psiquiátricos chamados de transtornos de ansiedade, que se relacionam com sintomas de pânico e fobias. Esses quadros ocorrem em diferentes gradações e muitas pessoas sofreram com o agravamento neste período. Primeiro, temos a ansiedade normal, que ocorre frente a algo ameaçador ou desconhecido. Depois ,vêm os tipos patológicos. Todos esses quadros impedem as pessoas de exercerem suas atividades do dia a dia. Infelizmente, o diagnóstico nem sempre é simples. Afinal, cada pessoa manifesta esse tipo de problema de uma forma diferente. Podem ser confundidos com outras síndromes depressivas ou de angústia. Tudo depende, principalmente, da forma como o paciente descreve seus sintomas. Às vezes, uma pessoa está angustiada e diz que está ansiosa. A diferença é que o primeiro quadro está relacionada com uma escolha ou uma dúvida, enquanto o último se liga sempre a uma espera.

A sensação é de cansaço extremo e de desânimo aparentemente sem explicação. Falta energia e motivação até para fazer aquela atividade que antes era fonte de prazer.

Semelhante ao cansaço físico, a estafa mental é um alerta do cérebro de que há excesso de atividade intelectual e pressão por raciocínios complexos. O problema pode afetar qualquer pessoa, de crianças a adultos, em diferentes funções e níveis sociais. Já o resultado, esse é comum a todos: baixo rendimento escolar, queda de produtividade no trabalho, problemas nas relações pessoais, além de desconfortos físicos e emocionais.

São várias as situações que, vivenciadas por um longo período, têm relação com a estafa mental. Qualquer função que nos expõe a pressão e exigência, seja no trabalho, nos estudos, cuidando de um familiar adoecido ou em dificuldades de relacionamento, pode nos levar a apresentar, em algum momento da vida, sintomas de estafa mental.

Duplas jornadas com trabalho e cuidado da casa, problemas com a própria saúde, sensação de desvalorização no emprego e distância do trabalho são fatores que podem levar à estafa. Mas, cuidado antes de relacionar tudo à estafa mental, pois, diferentemente de vivenciar de forma esporádica um ou outro dos episódios descritos, na estafa o quadro se repete por dias, meses ou até anos.

A maioria das pessoas tenta resolver tudo sozinha, só que, sem orientação médica, os desconfortos tendem a permanecer e ganhar espaço na rotina, até que chega o dia em que eles ganham a companhia de sintomas físicos. Se os sintomas descritos até aqui fizeram

Fique atento aos amigos e familiares

Os sintomas de uma crise de ansiedade não aparecem de um dia para o outro. A mudança de comportamento pode dar sinais ao longo da rotina, como agitação excessiva, alteração no padrão de sono e diminuição do contato social. Ao notar esses e outros sinais de comportamento ansioso, talvez seja a hora de intervir ou oferecer ajuda.

Transtornos podem piorar

ANSIEDADE PATOLÓGICA - É um processo de preocupação excessiva que ocorre sem nenhum estímulo conhecido ou devido a fatores bioquímicos cerebrais, ou seja, desequilíbrio nas substâncias químicas do cérebro.

TRANSTORNO FÓBICO-ANSIOSO - Quando ocorre uma reação de ansiedade e medo excessivos a uma situação que não apresenta, realmente, um perigo ao indivíduo.

FOBIAS ESPECÍFICAS - Medos excessivos que geram uma reação maior do que a necessária a algo único, como fobia de aranhas, palhaços, sangue ou lugares pequenos.

FOBIAS SOCIAIS - O medo de ser exposto em público e ficar à mercê da observação ou crítica das outras pessoas sem motivo algum.

TRANSTORNO OBSESSIVO COMPULSIVO - Também conhecido por sua sigla TOC, consiste em pensamentos, ideias ou imagens que invadem a consciência, como dúvidas que sempre retornam - questionar-se se trancou a porta, se apagou a luz, entre outros. A melhor forma que o indivíduo encontra para resolver isso é repetindo padrões de comportamento, sem os quais não consegue viver sem repeti-los.

TRANSTORNO DE ESTRESSE PÓS-TRAUMÁTICO - É aquele ocorre que depois de um evento muito grave, e faz com que o paciente tenha medo de situações que, de alguma forma, se assemelhem ao momento traumático, mesmo que sejam cotidianas e pareçam normais.

TRANSTORNO DE PÂNICO - Envolve ansiedade e medo, mas também sintomas físicos, em crises que podem ter duração de até 10 minutos.

TRANSTORNO DE ANSIEDADE GENERALIZADA - Um estado de ansiedade e preocupação excessiva sobre diversas coisas da vida, sempre acompanhado de sintomas como irritabilidade, dificuldade de concentração, fadiga, depressão. A pessoa teme sair isso e paralisa sua vida.

O medo e a incerteza sobre o futuro são reações esperadas, mas não devem ser paralizantes

lembrar de outras doenças já famosas, como o estresse e a síndrome de *burnout*, não é de se estranhar. O trio tem condições parecidas, sim, porém cada um apresenta gatilhos bem particulares. O estresse aparece em problemas na rotina, frustrações de expectativas e representa uma chave para o *burnout*. São sinais de estresse fatores como desgaste constante, alteração do sono e do apetite. E aqui as causas estão ligadas tanto à personalidade quanto a agentes externos, como perda de um familiar.

Por outro lado, quando, só de pensar no trabalho, vem o cansaço e o desânimo, não há dúvidas, é a síndrome de *burnout* que deu as caras. Por último, e talvez a mais abrangente de todas, é a estafa mental, afinal, ela vem acompanhada de vários gatilhos. Pode ocorrer em situações não relacionadas ao profissional, como uma pessoa que precisa cuidar de algum familiar com demandas especiais.

Apesar de ter sintomas variados, existe saída para a estafa mental. Desde o início, é no divã do psicólogo que o paciente deve buscar alívio para o cansaço. O tratamento é focado em psicoterapias que auxiliam na criação de hábitos de vida mais saudáveis, treinos de habilidades sociais, resolução de problemas e identificação de escapes para o estresse. Às vezes, com mudanças simples dá para voltar a ter uma rotina mais tranquila. Em quadros mais evoluídos e com doenças associadas, como depressão e ansiedade, se faz necessário o uso de medicamentos indicados pelo médico que acompanha o caso.

Quanto ao tempo de tratamento, não tenha pressa. Não há um tempo exato, na realidade depende muito da intensidade e da duração da estafa. No entanto, o que se sabe é que, uma vez em tratamento, o paciente deve ficar atento para evitar recaídas e, assim, reativar tais sintomas e emoções. Independentemente do diagnóstico e tratamento da estafa mental, os especialistas são unânimes em falar da prevenção. É indicado adotar hábitos saudáveis no cotidiano para evitar o aparecimento ou a volta do problema.

Para isso, é fundamental reservar um período de lazer para si mesmo, escolher alguns amigos ou um profissional de saúde com quem se possa dividir as questões, descobrir atividades que deem prazer e as praticar com frequência, aprender a separar a vida profissional da pessoal.

Alerta vermelho para esses sintomas

1 ENXERGAR PERIGO EM TUDO: sentir um medo excessivo de que tudo possa dar errado fazendo com que se prive de viagens, experiências, oportunidades etc.;

2 DESCONTAR NA COMIDA: Comer muito, mesmo sem sentir fome, somente porque existe uma sensação de angústia (que lembra muito a vontade de comer), buscando preencher esse vazio com comida ou doces;

3 SONO ALTERADO: sofrer com insônia e passar a noite pensando em tudo que ocorreu no dia ou no que irá ocorrer no dia seguinte;

4 DORES MUSCULARES: sentir fortes dores nas costas, nuca e ombros. Mas, uma dor tão aguda que, muitas vezes, mal dá para virar de lado ou levantar-se sozinho da cama;

5 MEDO DE FALAR EM PÚBLICO: somente de considerar a hipótese de falar em público já surgem sinais físicos como excesso de suor, mãos geladas, falta de ar, batimentos cardíacos acelerados e respiração ofegante;

6 PREOCUPAÇÃO EXCESSIVA: estar sempre preocupado com o futuro, com o amanhã. Na cabeça sempre paira o medo em relação às contas, à estabilidade financeira, amorosa etc.;

7 ATAQUE DE NERVOS: estar constantemente à beira de um ataque de nervos, com mudanças de humor repentinas devido a motivos bobos ou até mesmo sem explicação aparente;

8 MEDOS IRRACIONAIS: como os medos de perder alguma coisa, de não ser bom o suficiente, de ficar sozinho ou de não ser aceito nos grupos de que participa;

9 INQUIETAÇÃO: não conseguir ficar em um estado relaxado, sempre pensando muito ou caminhando de um lado para o outro e com dificuldade de concentração;

10 FADIGA: nos momentos de ansiedade, sentir um cansaço extremo, dificuldade em engolir, sensação de engasgo e fadiga que acompanha ao longo do dia;

11 OBSESSÃO: não conseguir fugir de um ciclo de pensamentos que fica se repetindo e voltando à tona sempre que possível;

12 PERFECCIONISMO: procurar fazer tudo perfeito, qualquer erro é motivo para uma autocrítica exagerada;

13 PROBLEMAS DE DIGESTÃO: má digestão, mal-estar abdominal, azia constante e diarreia também são sintomas da ansiedade.

Terapia Online é alternativa

O isolamento social fez as pessoas ficarem ainda mais tempo conectadas, e são vários os dados que ajudam a confirmar essa sensação. Já que o tempo gasto nesse universo digital é longo, uma das atividades que pode trazer benefícios para a saúde mental dos usuários é a terapia *online*. Dá para acessar o divã virtual por meio de aplicativos com recursos de texto, vídeo e voz. Mas, diferentemente de um desabafo informal com um amigo, esse modelo de terapia tem regras precisas, e elas são baseadas em resoluções do próprio Conselho Federal de Psicologia (CFP). A terapia virtual nada mais é do que um atendimento psicológico feito à distância por meio de aplicativos disponíveis em computador, *tablet* ou celular. O contato entre paciente e psicólogo pode ser realizado de forma síncrona, com conversas em tempo real a partir de dispositivos como Skype, ou assíncrona, por troca de mensagens de *e-mail*, por exemplo. Embora não seja substituta da versão presencial, em isolamentos é uma alternativa válida. Desde 2012 o Conselho Federal de Psicologia tem orientações sobre esse tipo de atendimento, mas só em 2018 novas regras passaram a valer. De modo geral, o atendimento a distância pode ser realizado tanto no início como para dar continuidade ao tratamento, sem restrições ao número de consultas. Antes o limite eram 20 sessões. Apesar das facilidades e vantagens apontadas por muitos profissionais e pacientes, nem todos estão liberados para o suporte virtual. De acordo com a resolução atual do CFP, estão vedados atendimentos *online* para pessoas e grupos em situação de urgência e emergência, como desastres (acidentes, incêndios) e violência ou violação de direitos (estupro, ataques racistas ou referentes a gênero). A terapia virtual também é inadequada para pessoas em depressão profunda ou em risco de suicídio. E quando o assunto é criança e adolescente, o acesso virtual só é realizado com autorização dos responsáveis legais. Os cuidados para a escolha do profissional são semelhantes aos observados no atendimento presencial. No entanto, se antes o CFP exigia que ele estivesse vinculado a um *site* especializado e cadastrado no Conselho, agora não se faz necessário. Para facilitar, vale checar se o psicólogo está cadastrado no Conselho Federal de Psicologia (www.cadastro.cfp.org.br/cfp) e no Conselho Regional do seu estado. Essa é uma forma de assegurar que o profissional está apto para oferecer tratamento. Outro ponto a se verificar é a cobertura do tratamento *online*, embora os protocolos tenham sido flexibilizados por conta da pandemia, alguns planos de saúde não aceitam o formato de atendimento e podem solicitar guias de encaminhamento específica para que a consulta seja liberada.

Atendimento à distância se tornou uma prática comum durante o isolamento social obrigatório e passou a ser encarado como alternativa

Preparando-se para a sessão

Assim como há regras de etiqueta a serem observadas no mundo virtual, ao acessar o divã digital nem tudo é permitido (e legal).

• Definidos dia, horário, duração, recursos a serem utilizados e periodicidade da sessão, paciente e psicólogo devem se comprometer a cumpri-los.

• Para realizar a terapia, deve-se escolher um lugar tranquilo, seguro e confortável, com bom acesso à internet. Verificar se o aparelho (computador, *tablet* ou celular) está com a bateria carregada e se o aplicativo escolhido está atualizado.

• Evitar locais e horários em que se possa ser interrompido ou não se sintir à vontade para conversar.

• Quanto mais reservado for esse momento da terapia, melhor será a conversa *inbox* e o resultado do tratamento.

É preciso buscar um local reservado para que o paciente se sinta confortável em falar sobre as questões sem a interferência de familiares ou outros moradores

Onde buscar ajuda gratuita

Alguns grupos reuniram profissionais voluntários para prestar atendimento terapêutico *online* e gratuito para quem não tem condições de arcar com o tratamento psicológico

PORTAL PSICOLOGIA VIVA
Atende residentes em São Paulo
www.psicologiaviva.com.br

GRUPO RELAÇÕES SIMPLIFICADAS
Atende todo o Brasil
www.relacoessimplificadas.com.br/escuta

GRUPO ESCUTA 60+
Atende pessoas com mais de 60 anos
(11) 3280-8537

REDE DE APOIO PSI
Profissionais de saúde
www.rededeapoiopsicologico.org.br

APOIAR (USP)
Profissionais de saúde
www.ip.usp.br/site/apoiar/

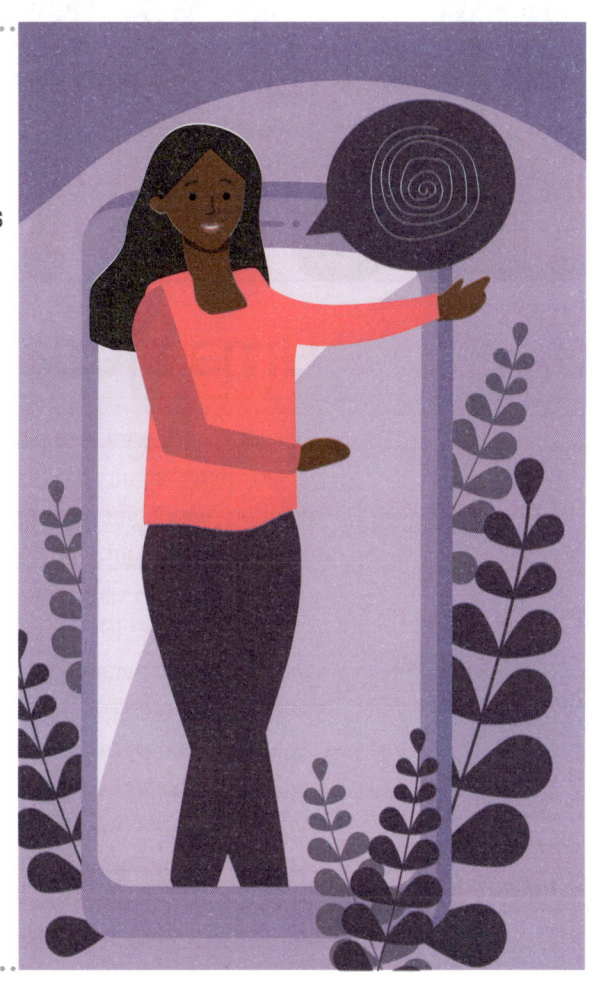

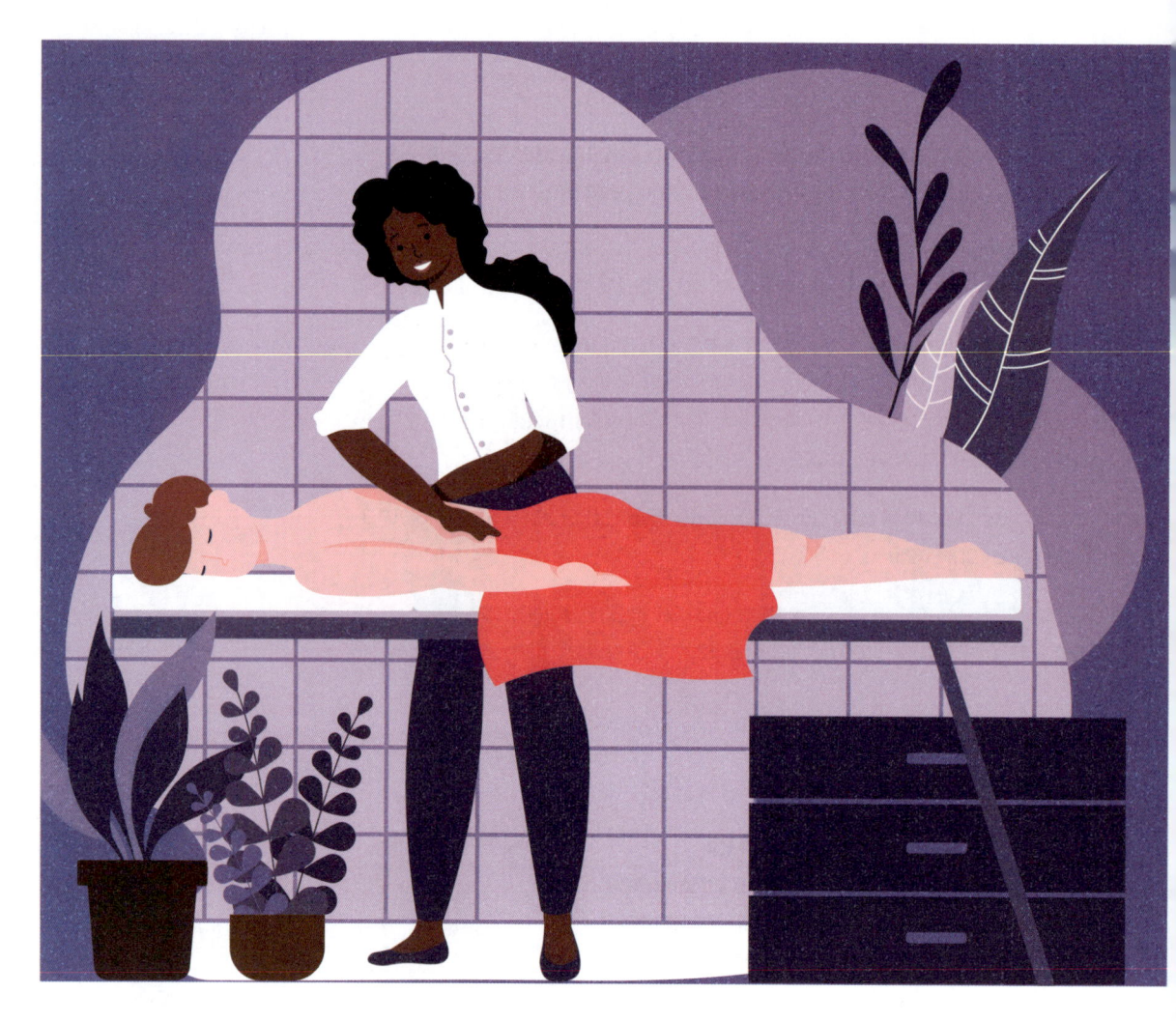

Uma ajuda natural

O coração dispara, a respiração fica ofegante e parece que o mundo vai desabar. Estes são apenas alguns dos sintomas de uma crise de ansiedade, que pode aparecer em maior ou menor grau, mas quase todo mundo tem um relato para contar de um desses episódios, principalmente no pós-pandemia.

Segundo dados da Organização Mundial da Saúde, o Brasil é o país mais ansioso do mundo. Quase 10% da população convive com o problema e o tratamento médico ainda é um tabu para um boa parcela dos pacientes. Mas a busca por tratamentos alternativos cresce na mesma proporção dos atingidos por esses sintomas.

Quase como por um impulso instintivo, muitos pacientes buscam uma sessão de massagem para ter ao menos um momento de paz e relaxamento. A boa notícia é que esse hábito atua como um coadjuvante eficaz no tratamento desse tipo de distúrbio. Segundo uma pesquisa conduzida pela Universidade de Washington, a massagem terapêutica ajuda a diminuir as crises, possivelmente pela sensação de relaxamento imediata após a aplicação. Um alívio que pode ser conquistado pelo próprio paciente.

O Brasil é um país de ansiosos, com 10% da população diagnosticada com os sintomas. Com uma pandemia, esse número tende a crescer

Embora atinja tantas pessoas, nem sempre os sintomas são iguais para todos, o que pode dificultar o diagnóstico da ansiedade crônica. Os sintomas mais frequentes e comuns são dores e apertos no peito, mas podem incluir palpitações, dores na região abdominal, tremores, uma quase obsessão em roer as unhas, falar de forma rápida, preocupação, medo constante e uma grande sensação de que algo ruim vai acontecer.

Quando essas sensações são frequentes, o sistema nervoso entra em estado de alerta frente a um possível risco e dispara uma série de reações. As glândulas suprarrenais, localizadas acima dos rins, secretam doses acima do normal dos hormônios adrenalina e cortisol. Essas duas substâncias dilatam os vasos sanguíneos, fazendo o coração trabalhar mais rápido, preparando os músculos para a ação. Redundam assim, em taquicardia, suor, tremedeira, falta de ar e tensão muscular, entre outros sintomas.

Adrenalina e cortisol alcançam o cérebro, onde estimulam a produção de neurotransmissores que deixam certas regiões da massa cinzenta em estado de alerta. Com essa adrenalina a mil, quem consegue desligar, descansar, ir ao banheiro com tranquilidade, dormir bem, se alimentar bem ou manter hábitos saudáveis? Impossível dentro desta realidade.

Segundo o INSS, os distúrbios mentais já são a terceira maior causa de afastamento do trabalho. O custo disso já chega a quase R$ 200 milhões anuais para os cofres públicos. A ansiedade traz alguns sintomas que podem atrapalhar a vida social e causar problemas no ambiente de trabalho, como ataques de pânico e fobia social.

A ansiedade gera impactos não apenas no campo emocional, mas também no físico. Problemas de autoestima e seus derivados – como insegurança e autocrítica agressiva – são os mais complicados em termos psicológicos. Já na questão física, a pessoa pode vir a sofrer com fortes dores nas costas, nuca, ombros e estômago e compulsão alimentar.

Com o passar do tempo, a ansiedade pode agravar quadros ou gerar diversos problemas de saúde física e mental. Casos de depressão, Transtorno Obsessivo Compulso (TOC) e crises de pânico podem ser decorrência desses quadros. Problemas gastrointestinais e até mesmo cardíacos podem afetar os ansiosos crônicos.

Com o intuito de trazer relaxamento e recuperar o equilíbrio do organismo, algumas terapias, que têm como instrumento principal o toque, ajudam a aliviar essas sensações e atuam como coadjuvantes ao tratamento medicamentoso, quando necessário.

Existem diversas técnicas, com origens e abordagens diferentes. Embora todas promovam o reequilíbrio do organismo, cada uma atua de forma específica e escolher a que melhor combina com o seu estilo de vida pode requerer alguma disponibilidade para testar.

Chá para aliviar a respiração

Chás são calmantes e normalmente considerados os melhores amigos do sono. Rica em mentol, a hortelã é um excelente descongestionante nasal, eliminando o catarro do nariz e impedindo a sua obstrução, um dos fatores causadores do ronco, já que ele está diretamente relacionado à respiração errada, com foco pela boca. Alecrim e limão também podem ajudar com ações antibacterianas, antiinflamatórias e expectorantes.

Pontos que acalmam

A Do-In é uma técnica de automassagem de origem oriental, que basicamente utiliza a pressão dos dedos das mãos em pontos específicos do corpo humano.

A pessoa pode fazer em casa e tem como objetivo trazer alívio, prevenir, identificar e tratar enfermidades, como dores de diversas origens e problemas relacionados ao estresse, como ansiedade e insônia. Para facilitar a aplicação, elencamos quatro pontos que trazem alívio.

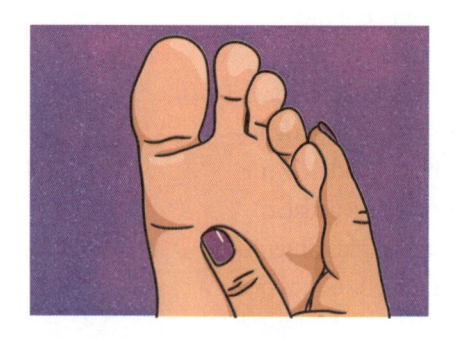

ESTRESSE E ANSIEDADE - Este ponto é conhecido com R1 (primeiro ponto do meridiano dos rins) e se situa na sola dos pés, entre o segundo e o terceiro dedos, dois dedos para o centro da planta do pé. Massageie com a intenção de tonificar o ponto e o meridiano, fazendo movimentos circulares e um pouco profundos. Repita sempre que se sentir estressado ou ansioso.

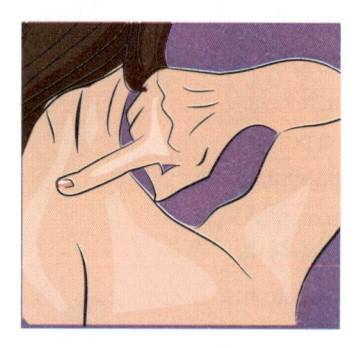

DIMINUIR A TENSÃO - Com as pontas dos dedos indicador e médio, pressione o ponto correspondente ao meridiano da vesícula biliar localizado na parte de trás das costas, dois dedos abaixo da base do pescoço. Encontre a parte mais mole entre o músculo e o osso. Este ponto deve ser tonificado, ou seja, pressionado como se estivesse sendo bombeado por dois minutos. Descanse por um minuto e repita mais uma vez o procedimento.

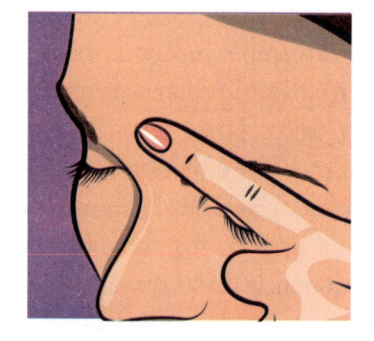

PARA ACALMAR - Aperte suavemente o ponto médio entre as sobrancelhas, o chamado ponto Yin Tang. A massagem diluirá a sensação de pressão externa que afeta seu sistema nervoso e equilíbrio. À medida que aperta e massageia esse ponto, de olhos fechados para melhor efeito, respire pausadamente, colocando atenção aos movimentos de inspiração e expiração. Repita o procedimento por 3 minutos.

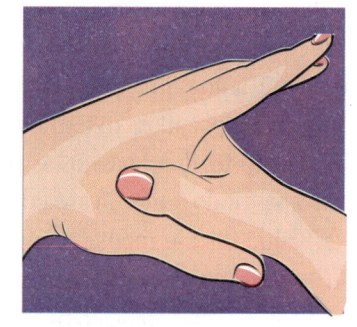

DOR DE CABEÇA - Dor de cabeça e outras dores se curam pela pressão do ponto He Gu, o IG4 do meridiano do intestino grosso. Está localizado na mão, entre os dedos polegar e indicador. Para aliviar a dor, pressione a região com a ajuda do dedo polegar e do dedo indicativo da outra mão. Aperte por 30 segundos e solte. Repita até completar 3 minutos para sentir os benefícios e aliviar o incômodo da dor de cabeça.

Ensinamentos da Ayurveda

Os indianos também trazem a sua contribuição para as terapias que usam o poder das mãos para aliviar tensões. De acordo com Ayurveda, os impactos da ansiedade serão compatíveis com as características da bioenergia. Por exemplo, pessoas tipo *vata* podem sentir medos, falta de apetite e perda de sono, o que diminuirá sua vitalidade, deixando-as muito enfraquecidas. Caso a pessoa não trate adequadamente, os sintomas podem aumentar e dificultar o equilíbrio físico e energético. A Massagem Ayurveda Abhyanga é uma excelente forma de toque com óleo medicinal, que reequilibra o organismo e diminui os sintomas da ansiedade no corpo.

A microfisioterapia foi desenvolvida por franceses como base na embriologia, a filogênese e a anatomia humana. A técnica apresenta uma boa abordagem para o tratamento da ansiedade, conseguindo analisar como está a carga adrenal, propondo, a partir dessa análise, estímulos que visam eliminar a sobrecarga. Ou seja, estimula o organismo a se equilibrar para que reagir, buscando eliminar a informação que está causando tanto mal ao o corpo.

A experiência clínica mostra que a ansiedade geralmente é um problema secundário, ou seja, é resultado de situações de impotência, desvalorização, estresse excessivo ocorridos no passado e que marcaram a pessoa, culminando no estado permanente de alerta. Em alguns casos, foi detectado também que o problema advinha de situações em que as pessoas não detinham o controle, ou outras, nas quais os resultados esperados não dependiam somente dela, criando assim frustrações e até sentimentos de derrota. A microfisioterapia promete identificar a causa primária em 80% dos casos tratados.

A Medicina Tradicional Chinesa também entende que o corpo carrega um fluxo de energia que, quando em excesso, se manifesta por meio de dores e outros sintomas. O shiatsu é uma das técnicas que usa o toque como forma de liberar esses canais. Nela, o massoterapeuta pressiona pontos específicos com a ajuda dos dedos, mãos, cotovelos, joelhos e até mesmo com os pés. Após a identificação, o terapeuta deve sedar os pontos em que há excesso de energia, exercendo pressão, e tonificar aqueles em que há deficiência, podendo trabalhar uniformemente em todo o meridiano ou concentrar-se em alguns pontos específicos para liberar as áreas de estagnação, com energia parada.

O shiatsu foi desenvolvido no Japão com base nos princípios da Medicina Tradicional Chinesa (MTC), sendo também influenciado pela medicina ocidental. Recomenda-se sessões com duração entre 20 a 60 minutos para abranger o corpo todo, que podem ser realizadas de 1 a 2 vezes por semana.

Outra herança oriental é a acupressão, técnica derivada de conhecimentos da acupuntura, desenvolvida há mais de 5 mil anos, na Ásia, e que vem sendo aperfeiçoada no mundo todo desde então. Esse tipo de terapia é fácil de se aprender e aplicar, trazendo resultados bastante interessantes no alívio de dores, tensão, alívio de estresse e no combate à ansiedade. Basicamente, a acupressão utiliza os mesmos pontos da acupuntura. Porém, ao invés de utilizar agulhas, você usará os seus dedos para fazer pressão nos pontos de alívio da ansiedade. Apesar de ser uma técnica que não envolve nenhum componente químico, ela altera a circulação sanguínea. Por isso, o indicado é repeti-la até três vezes ao dia.

A ansiedade costuma ser resultado de um quadro em que o indivíduo se sente impotente ou não consegue ter controle sobre uma situação

Algumas terapias naturais atuam na causa da ansiedade e trazem alívio para os sintomas que desencadeiam as crises

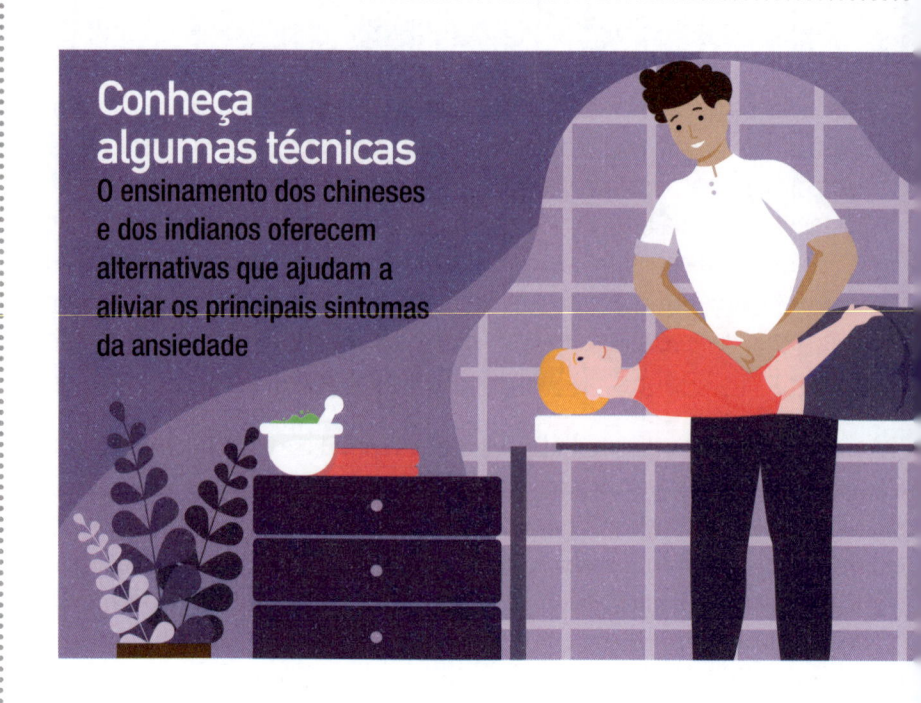

Conheça algumas técnicas

O ensinamento dos chineses e dos indianos oferecem alternativas que ajudam a aliviar os principais sintomas da ansiedade

SHIATSU

Como funciona: é uma técnica de massagem da Medicina Tradicional Chinesa que, por meio do toque, identifica pontos e meridianos com excesso e deficiência de energia. Um exemplo é a região dos ombros, onde um dos músculos mais acometidos com tensão muscular é o trapézio. Durante a massagem, a presença de pontos dolorosos indica o bloqueio de energia. Em japonês, a palavra "shiatsu" significa "pressão com os dedos".

Com que frequência: 1 a 2 vezes por semana

MICROFISIOTERAPIA

Como funciona: são realizados toques, procurando perdas de vitalidade e a causa desses desequilíbrios. Além disto, estimula o corpo para que se auto regule e, assim, possa reencontrar a saúde. Essas agressões primárias deixam cicatrizes que ficam armazenadas nos tecidos, atrapalhando o funcionamento e desregulando o ritmo vital. O fisioterapeuta, através de micro palpações, procura pelo corpo onde essa "cicatriz" ficou armazenada e reconhece qual tecido (musculoesquelético, tecido do sistema nervo, pele ou até visceral) teve perda de vitalidade, afetando seu funcionamento. O papel do profissional é, então, apresentar para o corpo onde estão localizadas essas feridas para que o próprio organismo as elimine.

Com que frequência: 1 vez por semana

ACUPRESSÃO

Como funciona: a técnica da acupressão é derivada de conhecimentos da acupuntura,

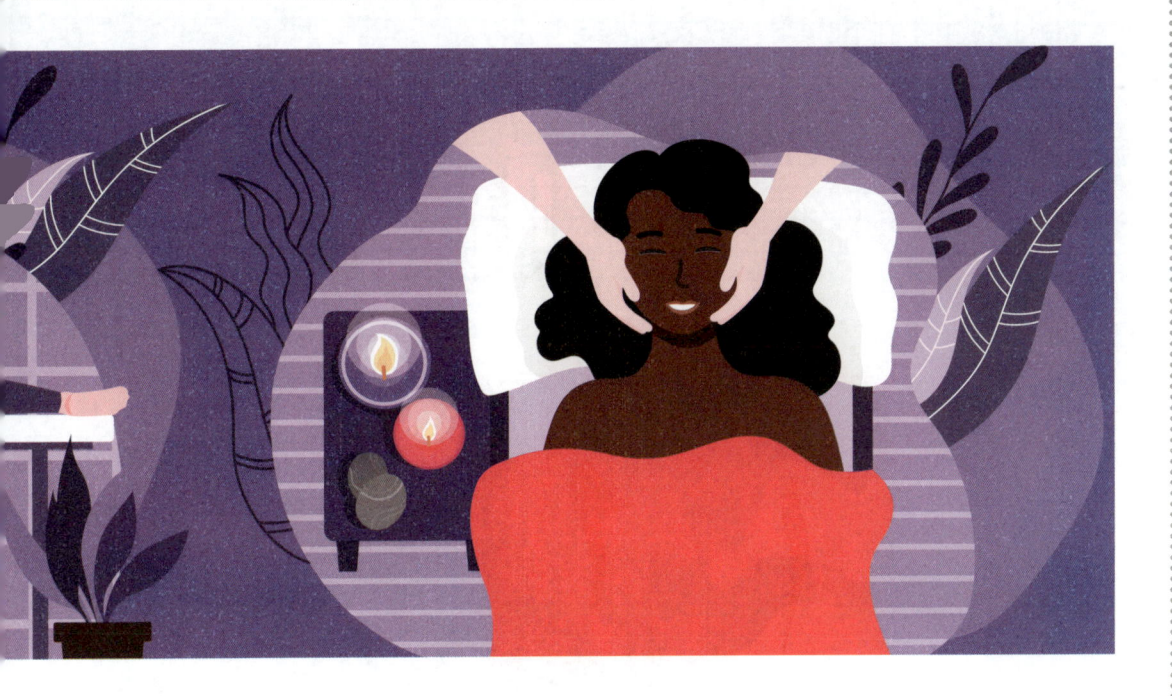

desenvolvida há mais de 5 mil anos, na Ásia, e que vem sendo aperfeiçoada no mundo todo, desde então. Esse tipo de terapia é fácil de aprender e aplicar, trazendo resultados bastante interessantes na solução de dores, tensão, alívio de estresse e no combate a ansiedade.
Com que frequência: Sempre que necessário

ABHYANGA
Como funciona: a massagem Ayurveda Abhyanga é uma forma de relaxamento através do toque com óleo medicinal. Toda terapia *ayurveda* tem como princípio nutrir e eliminar toxinas. Desta forma, as pessoas que sofrem de transtorno de ansiedade ficarão mais fortes, a partir da nutrição com o óleo medicinal e da nutrição de seu corpo como um todo.
Com que frequência: 1 vez por semana

TERAPIA CRANIOSACRAL
Como funciona: é uma técnica manual de origem americana que utiliza o sistema craniossacral para ajudar a aliviar dores e disfunções em todo o corpo, além de quadros de estresse e ansiedade. No início do século XX, o médico osteopata Willian Sutherland observou que os ossos do crânio são estruturados para permitir discretos movimentos. O osteopata, então, age sobre a região que se estende da cabeça até os ombros, movimentando levemente as membranas e o líquor, líquido que circunda o cérebro, ali localizados.
Com que frequência: 1 vez por semana

REFLEXOLOGIA
Como funciona: todos os órgãos, glândulas e estruturas ósseas do corpo estão representados em pontos específicos dos pés. Baseada nessa premissa, a reflexologia podal utiliza as mais de 70 mil terminações nervosas presentes nesses membros para conduzir estímulos que beneficiarão todo o corpo humano, levando a uma melhora da qualidade de vida e atuando como terapia complementar no tratamento de doenças ou condições de saúde.
Com que frequência: 1 vez por semana (com profissional) ou quando necessário (autoaplicação)

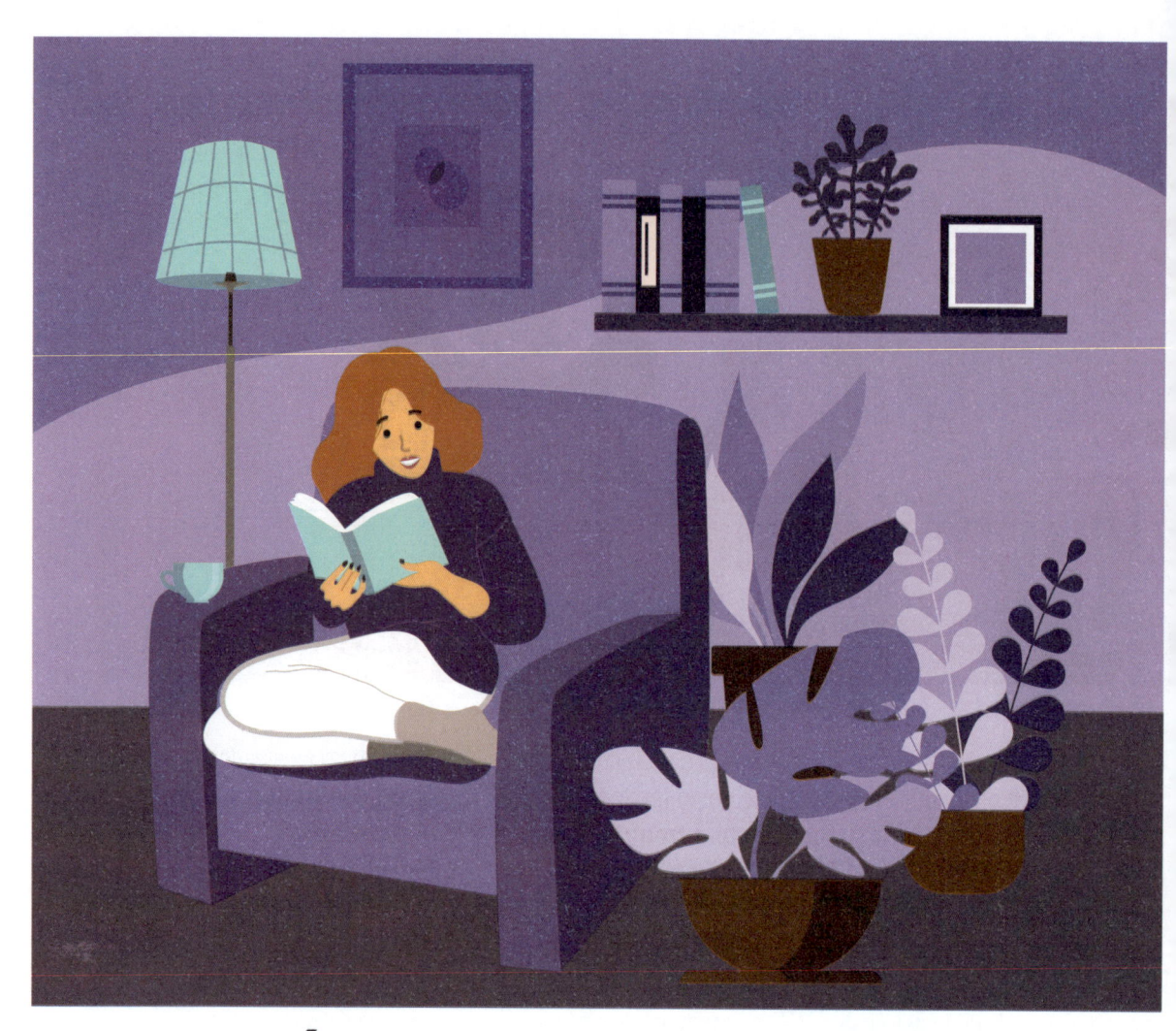

Ócio criativo pelo bem da mente

"Mas você, que esperança... Bolsa, títulos, capital de giro, *public relations* (e tome gravata!), protocolos, comendas, caviar, champanhe (e tome gravata!), o amor sem paixão, o corpo sem alma, o pensamento sem espírito(e tome gravata!) e lá um belo dia, o enfarte; ou, pior ainda, o psiquiatra" - Vinicius de Moraes – Testamento

O que aconteceu com o tempo no isolamento social? Para quem transferiu o escritório para casa, o famoso *home office*, parece que se está trabalhando mais; aqueles que tiveram as atividades suspensas, por sua vez, têm a sensação de que o tempo corre durante o dia, mas que os dias são todos iguais. De uma maneira ou de outra, as pessoas se sentem desnorteadas nos afazeres e isso consome muita energia.

Nós ficamos assim, meio perdidos, pois perdemos nossos rituais e rotinas. Quando acordamos, tomamos banho, colocamos a roupa do trabalho, tomamos café da manhã, saímos de casa, pegamos um pouco (ou muito) de trânsito até chegar ao local de trabalho. É como se mudássemos de canal dentro de nós. Quando chega a hora do almoço, fazemos a mesma coisa: paramos as atividades e mudamos de sintonia, dando um alívio para a mente até ser hora de voltar pro batente. No fim do dia, outro ritual para voltar para casa e se conectar com nossa vida pessoal, nossas próprias questões. Pelo menos isso é o que deveria acontecer, a cada ritual preparamos nossa cabeça e humor para aquilo que devemos viver, mas quando perdermos isso, não à toa, ficamos atordoados.

Está na hora de acertar o despertador e tirar o pijama. Para algumas pessoas, funciona trabalhar com roupas confortáveis, para outras é essencial colocar o "uniforme". Isso vai de cada um, mas o importante é estabelecer rituais que possam marcar sua entrada no trabalho ou apenas o começo do seu dia de atividades. E comece a dar atenção e significado a cada um desses atos, de por e retirar a mesa para o café da manhã, o banho, o ato de escolher as roupas. Não é uma questão de dar uma importância exagerada a esses momentos, mas viver de experiências por completo para que elas façam as transições de nossa mente para cada estado.

Exatamente por isso devemos dar uma atenção especial às nossas refeições. Claro que temos que manter uma dieta saudável e balanceada, mas não é só isso. Quais são os sabores e ingredientes que estamos usando? Não é apenas fazer um prato variado, mas ter uma variedade de pratos ao longo dos dias. Pode ser um desafio transformar o prazer em comer também no prazer de cozinhar, e esse momento ser um intervalo entre as preocupações do dia e um momento de prazer, e tanto faz se você cozinha só para você ou para sua família, o importante é se dedicar ao processo sem a dimensão de tarefa.

Essa é a recomendação também para quem, pelos mais diversos motivos, está com mais tempo livre. Encontrar tarefas que não signifiquem matar ou ocupar o tempo, mas que possam trazer algum tipo de significado, mesmo que íntimo.

Faça suas tarefas, mas também encontre atividades que preencham a pessoa. Nessa hora, vale lembrar o que dizia o crítico e jornalista Antônio Cândido "Tempo não é dinheiro, tempo é o tecido da vida".

Talvez não seja hora de se dedicar a grandes e ambiciosos projetos, tal como aprender javanês ou escrever aquela sinfonia que você se prometeu 30 anos atrás, mas reabrir livros, desengavetar pequenos projetos, tirar o pó daquele instrumento musical e voltar a estudar podem ser excelentes atividades.

Nesses pequenos processos nós recuperamos a noção do tempo, da evolução dos dias, que se perdem se focarmos apenas em tarefas, maratonar seriados ou acompanhar noticiários e tomamos as rédeas de nosso próprio viver. Em um momento de pandemia, a sensação de falta de controle aumenta muito, e conseguir controlar de pequenas coisas com significado e impor seu ritmo de processo resgata o contato com nossa tranquilidade.

Com mais tempo livre tenhamos cuidado para não nos ocuparmos em matar tempo, pois tempo é tudo que temos.

Por uma sociedade baseada no equilíbrio

A expressão ócio criativo foi cunhada pelo filósifo italiano Domenico de Masi, que se preocupou em estudar a evolução de nossa sociedade e economia. Sua proposta é um maior equilíbrio nas relações de trabalho e descanso com a tecnologia como aliada e não como mais um instrumento para o aumento da produtividade.

Pequenos rituais ajudam a ususfruir o melhor que o seu espaço tem a oferecer

Coloque em prática os pequenos rituais

Antes de sair dando conta do trabalho, acorde com calma e experimente respirar fundo. Confira algumas dicas para aguçar a sua criatividade

DURMA BEM

Além de manter os neurônios trabalhando com o seu melhor, o sono reparador é o segredo para manter a saúde em dia. É importante obedecer ao corpo e descansar o suficiente. E quem dita esse tempo? O seu nível de cansaço. Ao criar o hábito de se deitar sempre no mesmo horário e obedecer um ritual para pegar no sono, fica muito mais fácil para acordar sem o despertador. Com o tempo, a prática se torna natural.

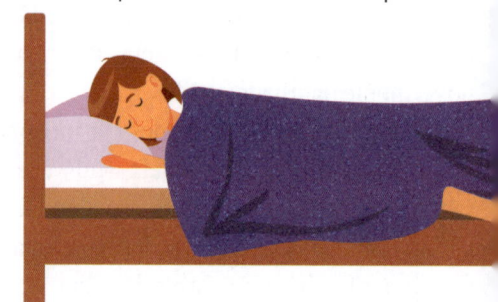

ACORDE OS SEUS MÚSCULOS

Antes de pular da cama e sair em disparada para um compromisso, movimente cada músculo do seu corpo com calma e obedeça a um ritmo lento e gradativo. É preciso fazer isso devagar. O seu corpo está relaxado depois da noite de sono, então faça movimentos lentos, alongue braços, pernas, rotacione o pescoço.

MEDITE LOGO CEDO

Dez em cada dez criativos dizem que o segredo para manter a criatividade em alta é olhar para dentro. E, para essa prática, a meditação é o caminho mais simples. Para algumas pessoas, o melhor horário para a atividade é logo pela manhã, muitas vezes antes de levantar da cama. Vale usar um aplicativo de meditação guiada. Para facilitar, deixe o fone ao lado da cama. Para quem não consegue apostar nos 15 a 20 minutos logo cedo, vale tentar a prática ao longo do dia.

O MELHOR CAFÉ DA MANHÃ

Quando o assunto é alimentação, também é preciso respeitar os seus hábitos. Sair de casa sem café da manhã não costuma ser uma boa ideia. Vale caprichar na primeira refeição do dia para garantir disposição e energia para o seu corpo. Aposte em grãos, como aveia e linhaça, iogurte e frutas frescas. A fórmula para ter energia é colocar o seu intestino para trabalhar e ganhar em disposição.

PET TERAPIA

Se você tem animais de estimação, aproveite a companhia deles para desestressar. Para quem segue trabalhando em casa, fica fácil usar a "pet terapia" a seu favor. É importante trazer esse momento de descontração para o seu dia. Resgatar o lado infantil ajuda a manter as ideias frescas e a criatividade em alta. Se você não tem animais por perto, vale apostar em uma caminhada, enfeitar a sua mesa com objetos lúdicos e manter a ideia da diversão sempre por perto.

MOVIMENTE O CORPO

A prática da atividade física, seja uma corrida ou apenas uma caminhada, é fundamental para manter a saúde cardiovascular e deixar os músculos prontos para qualquer parada. O que muita gente não sabe é que o exercício também traz benefícios para a saúde mental. Treinar logo cedo organiza o cérebro para o dia de trabalho que se tem pela frente. É como um paralelo com a criatividade, que é como uma atividade física mental.

APOSTE NAS PAUSAS CRIATIVAS

Para ter uma mente produtiva e render mais no trabalho, também é preciso contar com momentos de descompressão. Cultive pequenas pausas para deixar a mente brincar. Tenha uma lista de atividades prazerosas que não estejam ligadas ao trabalho. Pode ser desde arrumar gavetas ou mexer no jardim, como fazer um projeto de 'faça você mesmo' ou preparar uma receita. Desligar por algum tempo também é importante para voltar com mais ideias. Que tal experimentar?

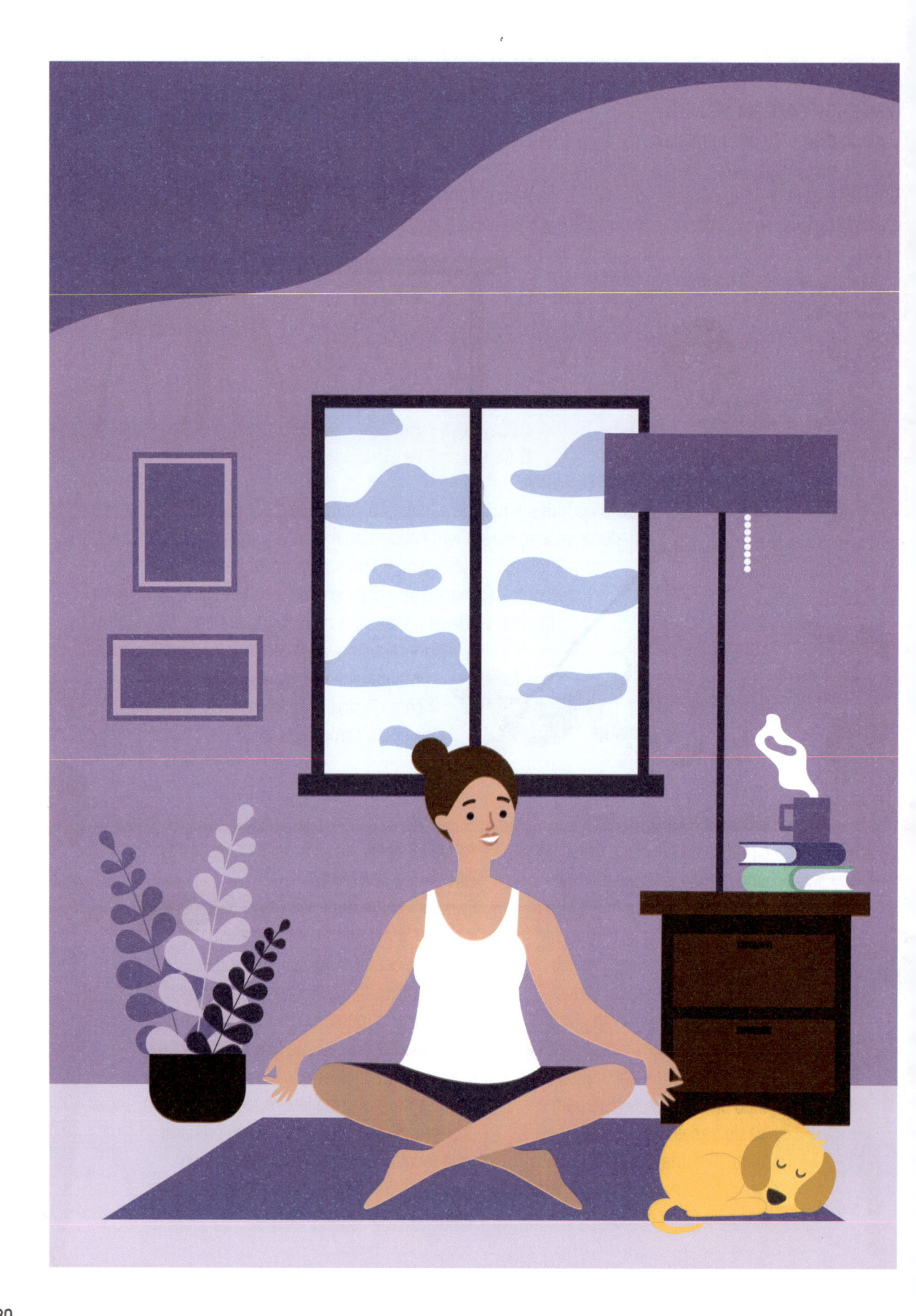

Agite o corpo e acalme a mente

Muita gente odeia fazer exercícios, mas quem os pratica regularmente parece fazer dessa prática um vício. Isso ocorre porque a atividade física não mexe só com o corpo, mas também com o cérebro. O exercício físico estimula a produção das chamadas endorfinas, substâncias que dão sensação de bem-estar, diminuindo, assim, os níveis de estresse e ansiedade.

Por outro lado, os hormônios que provocam o efeito oposto também são influenciados. A atividade física regular pode modular a reação ao estresse de um indivíduo, estabilizando o funcionamento da glândula adrenal, que produz corticoides e adrenalina, hormônios que intensificam a ansiedade.

Os benefícios físicos se refletem na redução dos efeitos colaterais que a ansiedade gera no organismo. A prática alivia a tensão muscular de pessoas ansiosas e aprimora a performance cardiovascular, levando a níveis mais baixos de frequência cardíaca e pressão arterial. Além disso, a atividade física também torna a respiração mais lenta e profunda, o que ajuda a manter a ansiedade sob controle e minimizar os picos de tristeza.

Há, ainda, diversos ganhos psicológicos que beneficiam quem não anda emocionalmente muito bem. A prática aumenta a confiança à medida em que se consegue superar metas ou etapas propostas durante um treinamento. O foco na atividade faz com que os pensamentos ruins, típicos de quem tem ansiedade, fiquem afastados. Durante o período de atividade, é mais fácil, portanto, o ansioso esquecer o que lhe faz mal.

Além disso, trata-se de uma excelente ferramenta de socialização, permitindo conhecer e conversar com novas pessoas e aumentar o círculo de amizades, o que colabora no quadro de controle da ansiedade. A atividade física proporciona um prazer individual, levando a uma sensação de felicidade, aliviando o estresse dos problemas cotidianos.

Embora alguns exercícios sejam mais eficientes no tratamento contra a depressão, qualquer movimento ajuda. Isso porque há liberação da serotonina e da endorfina, os chamados hormônios da felicidade e do bem-estar, quando o corpo é estimulado a se exercitar. Pessoas que sofrem de depressão são incomodadas pela dor psíquica e pelo desconforto somático e apresentam uma diminuição da capacidade de executar tarefas

Ansiolítico natural

O exercício físico conta com uma ação semelhante à dos medicamentos focados para ansiedade e depressão. E essa não é apenas uma sensção de curto prazo. Segundo especialistas, a prática da atividade física gera uma reserva de ativos que nos relaxam ao longo do tempo. Pessoas que praticam algum tipo de modalidade três vezes por semana tem de 30% a 50% menos chance de desenvolver uma crise de ansiedade. Uma simples caminhada já é o suficiente para criar uma rotina de prevenção, além de colaborar para outras questões de saúde, como o sistemas respiratório e cardiovascular.

Aos poucos você toma gosto pela atividade e progride no treino, o ideal é que se comece com séries de 30 minutos para sair do sedentarismo

rotineiras. A execução de um exercício físico desejado promove a sensação de prazer e bem-estar. Além disso, causa um efeito relaxante após a utilização da musculatura, facilitando o sono noturno reparador e abrindo o apetite.

Buscar uma atividade com a qual a pessoa se identifique ajuda a criar o estímulo para dar continuidade aos exercícios. Praticar no mínimo três vezes por semana por 30 minutos, para começar, é fundamental e já é um passo imenso para os sedentários. Depois, fica fácil dar continuidade, conforme o condicionamento físico vai aumentando.

A dança é uma ótima opção, pois estimula a concentração na coreografia, e ainda tem a música, que anima. Outra ideia são as aulas em circuito, pois as pessoas ficam ligadas umas na frente das outras.

Estudos realizados com pessoas a partir de 50 anos mostram que o exercício aeróbico promove uma redução da inflamação no cérebro, eliminando o estresse oxidativo e estabilizando o equilíbrio do cálcio no organismo. Isso significa melhora do desempenho cognitivo, na aprendizagem e na memória, áreas que costumam ser afetadas na terceira idade. Caminhada, natação e bicicleta são ótimos exemplos desses exercícios, que, com seus movimentos cíclicos e constantes, ajudam a prender a atenção do indivíduo, envolvendo-o na atividade. Além disso, as artérias se dilatam, fazendo com que o sangue circule mais facilmente pelo corpo e oxigene mais o cérebro.

Segundo uma pesquisa realizada pela Universidade Southwestern, do Texas, nos Estados Unidos, correr três vezes por semana é tão eficiente quanto o uso de antidepressivos. De acordo com a pesquisa, a prática de atividades aeróbicas durante 30 minutos, pelo menos três vezes por semana, reduz quase pela metade os sintomas de uma depressão moderada e ainda ajuda a aliviar os sintomas de possíveis crises.

O estudo analisou cerca de 70 participantes, entre 20 e 45 anos, com sintomas da doença, e a conclusão foi de que as pessoas que desempenharam atividades aeróbicas de forma moderada ou intensa — cerca de 30 minutos — durante três a cinco dias toda semana sentiram uma diminuição de 47% de seus sintomas depressivos depois de três meses. Já entre aqueles que realizaram atividades de menor intensidade, três vezes por semana, os sintomas reduziram em cerca de 30%. No grupo que cumpriu atividades de flexibilidade entre 15 e 20 minutos, a redução foi de 29%.

Atividades aeróbicas são as mais indicadas, mas técnicas como a ioga trazem bons resultados e se adaptam perfeitamente às limitações do isolamento.

Aposte nos *apps* de ginástica

O celular pode ser o seu aliado para praticar uma atividade física. Alguns aplicativos contam com treinos e séries organizados por nível de dificuldade. Busque a melhor opção para a sua condição física e respeite os seus limites. Não adianta querer fazer um treino que exige demais das suas capacidades e terminar com uma lesão. Na dúvida, peça orientações ao seu médico para que ele indique a melhor atividade para o seu caso.

Ioga para acalmar o corpo e a alma

Paz de espírito é tudo o que a ioga prega. Ao prestar atenção nos movimentos do corpo e à respiração, olhando para dentro, a ansiedade cede lugar a mais equilíbrio. Aprenda algumas posturas relacionadas à tranquilidade:

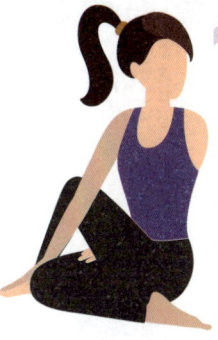

ARDHA MATSYENDRASANA

Sente-se com as pernas à frente e os joelhos semiflexionados. Desça uma das pernas, apoiando-a no chão, e cruze a outra por cima dela. Torça o tronco no sentido da perna erguida e passe então o braço oposto sobre este joelho, apoiando-o na perna e colocando esta mão perto do chão, sempre com a coluna bem ereta.

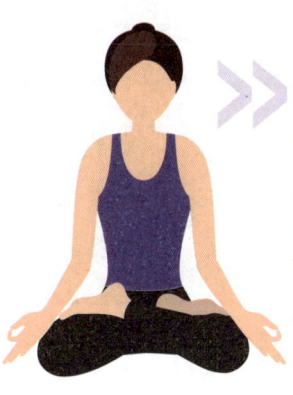

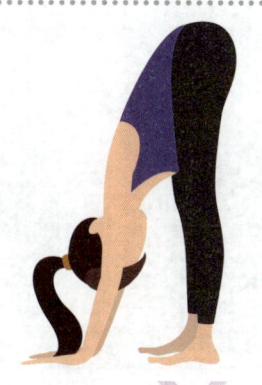

UTTANASANA

Fique de pé, com joelhos estendidos, e flexione o tronco para frente o máximo possível, até o limite do alongamento do praticante. Com o tempo de prática, fica mais fácil chegar a essa posição.

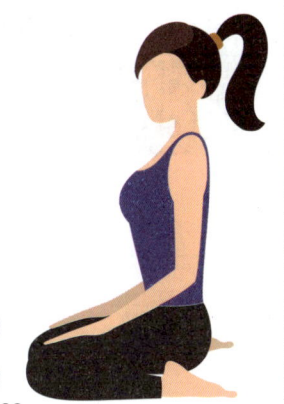

SUKHASANA

Considerada uma pose mais fácil e um tanto clássica, basta sentar-se como "índio", com as pernas cruzadas e as mãos com os dedos fechados e unidos, colocadas acima dos joelhos. É importante deixar a coluna bem ereta. Pode-se fechar os olhos para meditar.

DANDASANA

Sente-se em um local confortável e, com as pernas estendidas à frente, faça um ângulo de 90° com o tronco sempre bem ereto. Deixe os braços ao lado do tronco, com as palmas das mãos tocando o chão.

VIRASANA

Comece ajoelhando-se no chão, mantendo uma distância de aproximadamente três palmos entre os seus joelhos. Então, sente-se entre as pernas, com os tornozelos ao lado dos quadris. Então, basta manter a postura reta, com a coluna bem alinhada, e relaxar seus ombros, mantendo-os para baixo. Para voltar, apoie as mãos ao lado dos joelhos e levante o quadril.

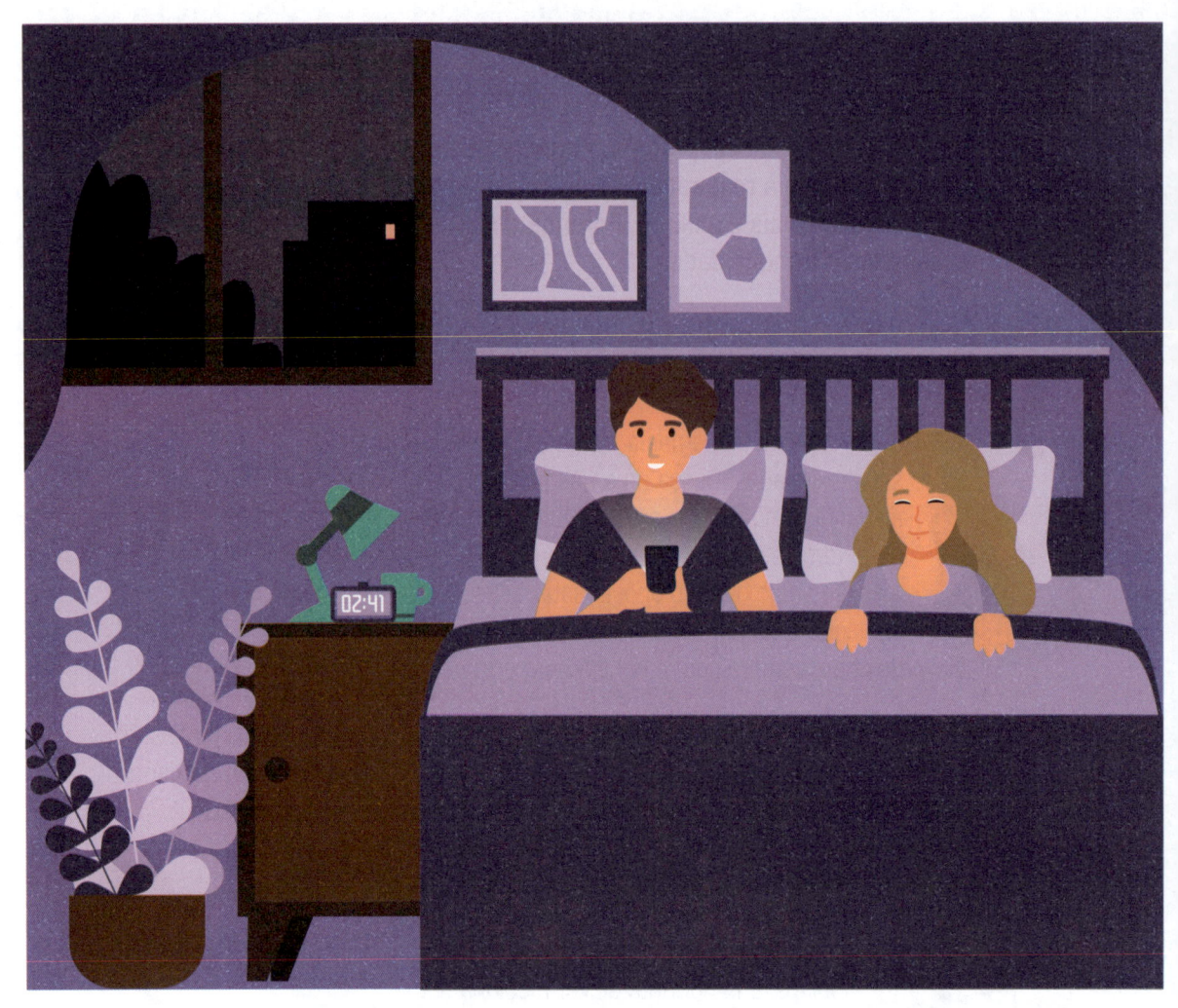

Aprenda a dormir melhor

Se você já pulou no meio da noite, assustado com o toque da campainha, e descobriu que era apenas a geladeira funcionando, saiba que não está só. Durante o período de isolamento social, as pessoas têm relatado problemas diversos em relação ao sono, desde sonhos agitados, passando por insônia até episódios de terror noturno.

É durante o sono que recuperamos o organismo do desgaste físico e mental, além de cumprir tarefas essenciais para o dia a dia. Se você acha que o cérebro só fica ativo quando estamos acordados, saiba que está enganado! Na verdade, o sono é outra espécie de atividade cerebral que possibilita várias funções biológicas importantes, como a limpeza de substâncias inflamatórias cerebrais potencialmente nocivas e a conservação de energia, nos mantendo saudáveis.

O processo do sono é comandado por um relógio biológico que funciona 24 horas por dia. Seu bom funcionamento, em condições normais, depende de fatores externos, como os alimentos consumidos durante o dia, ausência de luz e barulho no quarto, entre outros. Mas quando nos encontramos numa situação que foge de qualquer normalidade, o quadro pode se agravar.

Quando o sol se põe, é hora de diminuir os estímulos, como luzes e aparelhos eletrônicos. Prefira uma leitura para relaxar

Entretanto, o elemento mais importante nesse processo é a melatonina, hormônio produzido no cérebro e que depende, basicamente, da luz. Assim que o sol se põe, com a diminuição da luminosidade, recebemos uma mensagem do nosso corpo, indicando que é hora de dormir. Esse mecanismo apresenta dois estados distintos: o primeiro, de atividade cerebral mais lenta (sono não REM); e o segundo, o sono com atividade cerebral mais rápida, ou sono REM (do inglês, Rapid Eye Movement ou "movimentos rápidos dos olhos"). Em geral, os dois estágios se alternam ciclicamente ao longo da noite. Se já tomávamos pouco sol, com as restrições de uso dos espaços públicos e a necessidade de nos recolhermos em casa, diminuímos muito a quantidade de luz solar a que estamos expostos, ao mesmo tempo em que ficamos sob a incidência muito maior de luzes artificiais. Assim, a produção de melatonina fica comprometida e temos mais dificuldade de entrar em sono profundo.

Além disso, existe uma dimensão psicológica que interfere diretamente no sono. Nosso inconsciente está reagindo à situação de crise e isso aparece em sonhos estranhos e até pesadelos constantes. Mas, por que isso acontece? O movimento da nossa mente é uma resposta ao nosso estado físico e mental. Temos que lembrar que, para a psicologia, sonhar é uma atividade saudável do cérebro, demonstrando que sua função está normal. Entre as muitas teorias acerca da função dos sonhos, estão aquelas que dizem que eles nos ajudam a consolidar memórias, regular o humor e condicionar nosso comportamento de forma inconsciente.

Imagine que os sonhos são uma mistura de experiências remotas e preocupações atuais. Em um momento de crise sanitária, medos e experiências anteriores se relacionam com os fatos que estamos vivendo e se refletem nestes sonhos. Toda a ansiedade e incerteza com o futuro estão multiplicados por fatores como saudades daqueles que amamos e receio de perdê-los.

Como romper esse ciclo em que não relaxamos e não dormimos; e por não dormirmos, não relaxamos? Ocupar a mente e o corpo de forma saudável é uma delas. Mesmo com a circulação reduzida, podemos fazer isso arrumando a casa, investindo em atividades manuais ou mesmo fazendo exercícios com aulas *online*.

Pratique a higiene do sono

- Durma no mínimo oito horas;

- Desligue televisão, computador, *tablet* e celular pelo menos uma hora antes de dormir;

- Diminua as luzes de casa;

- Ingira alimentos mais leves no jantar e pelo menos uma hora e meia antes de se deitar;

- Evite consumir bebidas alcoólicas antes de dormir, ou exagerar em seu consumo mesmo durante o dia, o que pode comprometer a qualidade do sono e agravar a apneia obstrutiva;

- Evite praticar atividades físicas de duas a três horas antes de ir para a cama;

- Dê preferência a atividades relaxantes antes de dormir. Uma boa opção é ler um livro ao se deitar, para ir preparando o corpo para o sono.

A insônia pode ser causada pela ansiedade, por isso é indicado usar florais, destinados para o equilíbrio de problemas emocionais

Formas naturais para acabar com a insônia

CHÁ PARA RELAXAR - Aliada de muitas pessoas após um dia estressante, a camomila é ótima para combater a insônia, já que contém um aminoácido que relaxa o sistema nervoso e atua como tranquilizante. Misture 300 ml de água, com 1 colher (chá) de camomila, 1 colher (chá) de capim-santo. Ferva a água, acrescente as ervas e finalize com 10 gotas de própolis.

SUCO CALMANTE: Importante alimento para combater a insônia, o maracujá é rico em nutrientes calmantes e sedativos. Experimente fazer o suco após um dia estressante, usando ½ folha de couve, 50 ml de suco de uva integral, 1 colher de sopa de mirtilo, 1 colher de sobremesa de chia, 150 ml de infusão (chá) da folha do maracujá com 1 folha de capim-cidreira. Bata tudo no liquidificador. Se necessário, coe.

RESPIRAÇÃO RITMADA: conhecido internacionalmente, Dr. Andrew Weil apresentou a técnica "4-7-8", que pode levá-lo a dormir em um minuto. O primeiro passo é expirar pela boca, fazendo o som "shiu". Feche a boca e inale tranquilamente pelo nariz para contagem até quatro. Segure sua respiração e conte até sete. Expire pela boca, fazendo novamente "shiu" em uma contagem até oito. Após o término, inale novamente e repita o ciclo três vezes, para um total de quatro respirações.

MEDITAÇÃO RÁPIDA - Meditação, pilates e ioga são indicados para o combate à insônia. Esses métodos ajudam a limpar a mente, acabando com a ansiedade, ajudando, também, a manter o corpo saudável. Praticando regularmente, você logo sentirá a diferença.

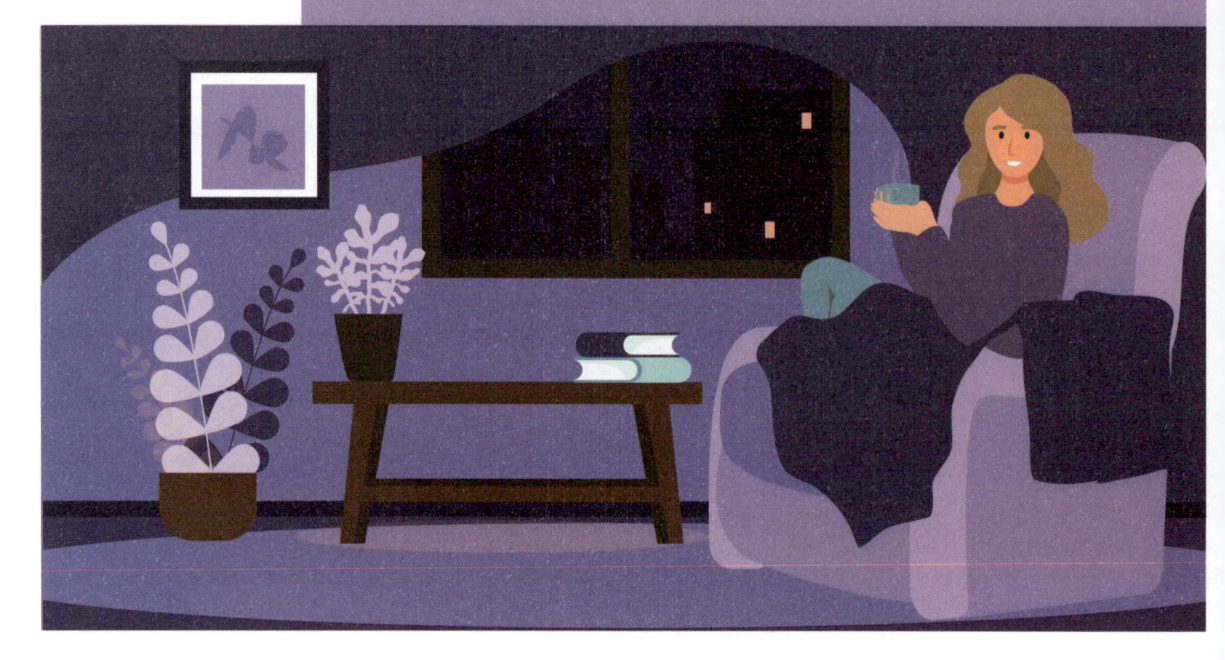

As 4 fases do sono

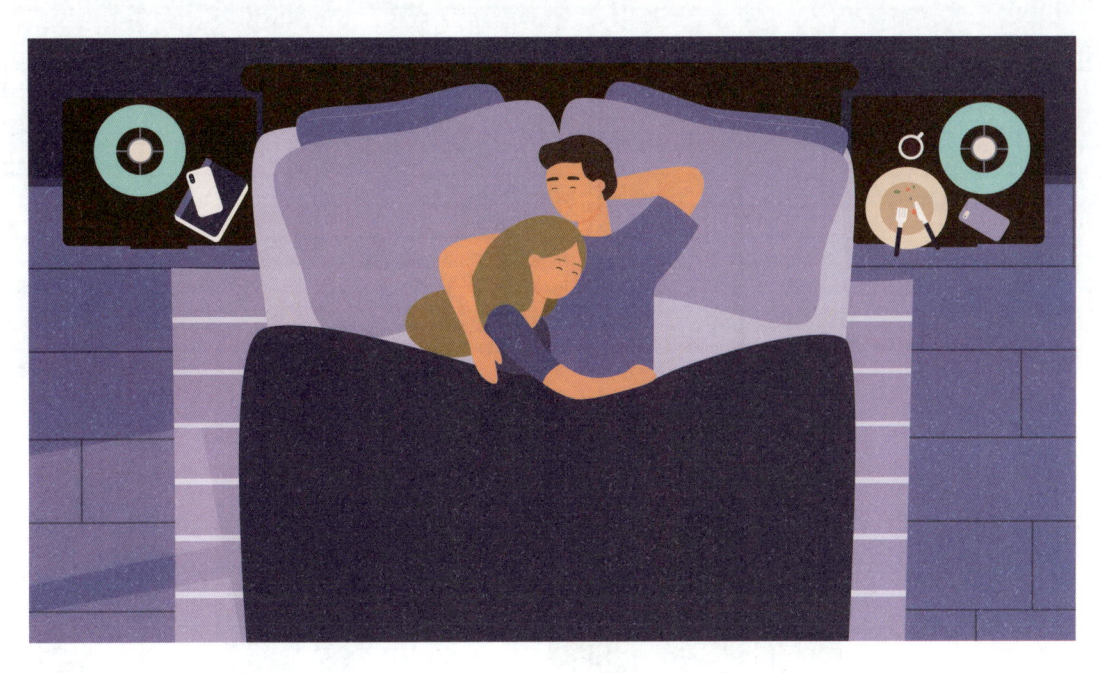

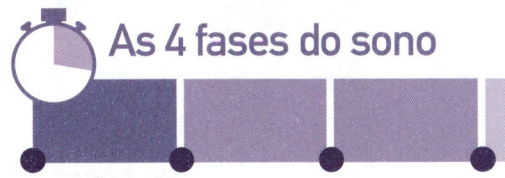

| 10 MINUTOS | +20 MINUTOS | +30 MINUTOS | +10 MINUTOS |

FASE 1:
INÍCIO DO SONO
Essa primeira fase é de sono bem leve e dura cerca de 10 minutos. A respiração fica mais lenta, mas os músculos ainda não estão totalmente relaxados. A pessoa ainda se movimenta na cama e pode até abrir os olhos.

FASE 2:
SONO LEVE
O corpo já se encontra relaxado, mas a mente está atenta e, por isso, a pessoa ainda consegue acordar com barulho no quarto ou na casa. Essa fase dura cerca de 20 minutos.

FASE 3:
SONO PROFUNDO
Os músculos relaxam completamente, a sensibilidade a estímulos externos diminui. Os sonhos ainda não existem. Mas é um estágio importante para que o organismo se recupere do desgaste físico e mental.

FASE 4:
SONO REM
A última fase dura cerca de 10 minutos, quando os olhos se movimentam rapidamente, o batimento cardíaco aumenta. Nessa fase o sistema nervoso central se encontra superativo. É quando aparecem os sonhos e o cérebro processa e fixa as memórias.

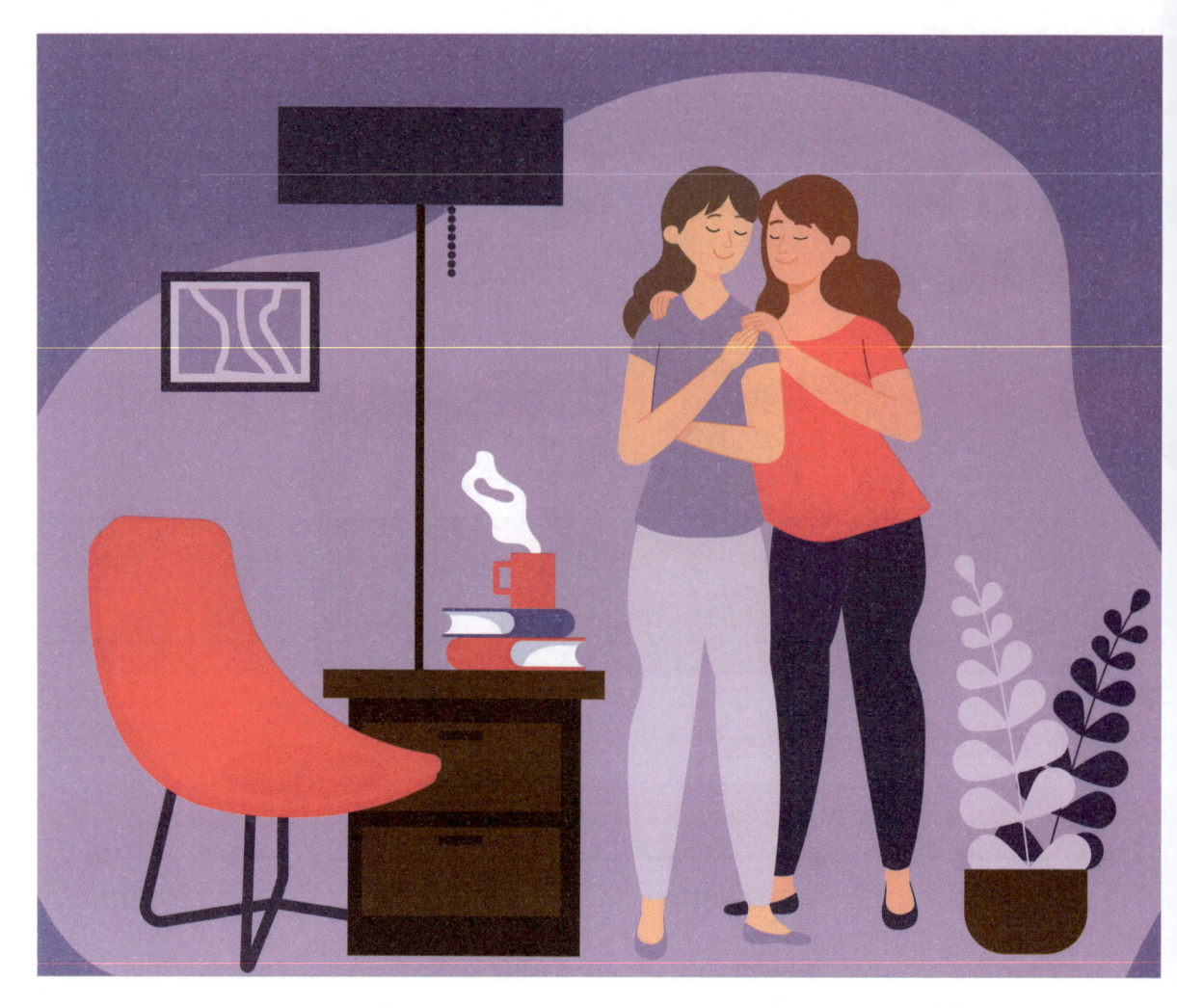

Lições da psicologia positiva

O brasileiro sempre foi um povo conhecido pela resistência e por viver bem na adversidade. Porém, ultimamente as transformações têm sido desafiadoras e parece que mesmo o mais otimista dos seres anda lá um tanto descrente. Pode perguntar qual é a percepção de um amigo próximo ou até de um desconhecido, certamente a energia da mudança tem nos deixado em estado de alerta.

Momentos turbulentos e desafiadores exigem características positivas, como a resiliência e o otimismo. A resiliência é a capacidade de sofrer pressão e voltar à condição original sem deformações. Já o otimismo é a nossa capacidade de interpretar os fatos numa luz positiva. Eventos trágicos ou situações difíceis ocorrem ao longo da vida, não se consegue mudar os fatos em si, mas é possível mudar as interpretações e comportamentos que decidimos utilizar para passar por eles.

O otimismo, que é uma característica, é definido por Martin Seligman, o pai da psicologia positiva, como algo aprendido, relacionado aos estilos explanatórios – quer dizer, trata-se do como explicamos para nós mesmos as causas de eventos ruins e, a partir daí, como se utilizar dessas explicações para adequar os comportamentos às circunstâncias.

Os seis pilares que norteiam a psicologia positiva nos ajudam a buscar a felicidade de forma genuína

Assim, o otimista costuma especificar o evento, ou seja, não o generaliza; coloca a causa ou a razão para o evento fora de si; e sabe que aquilo não vai durar para sempre, é temporário. Portanto, em momentos difíceis, é muito importante que se saiba dar a devida proporção aos acontecimentos, pensar suas causas fora de nós, sabendo que tudo vai passar. A resiliência, por sua vez, é a capacidade de se adaptar à situação.

A psicologia positiva é uma ciência nova que nos auxilia a florescer. O florescimento humano é um termo científico aplicado quando se está em desenvolvimento, nutrindo emoções positivas em relação à vida, aos objetivos; nos relacionando bem e tendo um propósito. A psicobiologia positiva foca em três bases fundamentais: o estudo das emoções positivas, como a alegria, o amor e a gratidão; o estudo das características positivas [virtudes, as forças de caráter], como sabedoria, coragem e bondade; e as instituições positivas, como a família, a democracia e as instituições como um todo. Ela auxilia a encontrar a verdadeira razão de existir, que é o florescimento, a evolução, a felicidade. E, por meio de pesquisas científicas e aplicações práticas, ela nos ajuda a encontrar o melhor da vida e o melhor de nós mesmos.

A verdadeira felicidade não pode ser buscada como um objetivo final, este é um grande paradoxo. A felicidade é encontrada quando se atenta para alguns pilares que trazem como consequência... a felicidade.

O primeiro pilar está ligado à supremacia, o processo do contínuo desenvolvimento como seres humanos, em busca da máxima potencialidade.

O segundo pilar é o uso das forças de caráter e virtudes no dia a dia e, também, o engajamento na vida, colocando a pessoa no controle.

Para viver com mais propósito

SER INFLEXÍVEL NAS INTENÇÕES: É grande o poder de uma uma decisão firme que não seja abandonada. É preciso ser resoluto em seus propósitos – propósitos bem definidos, que não sejam anulados por desejos nem interesses conflituosos. A fim de conquistar riqueza – ou qualquer outra coisa no universo físico, aliás –, é preciso ter uma intenção e tomar a decisão de ir atrás do que se quer. O universo então cuida dos detalhes, organizando e orquestrando as oportunidades. Só precisa se estar atento.

NÃO JULGAR: Quando se abandona a necessidade de classificar as coisas em boas ou ruins, certas ou erradas, consegue-se um silêncio maior na consciência. O nosso diálogo interior consegue sossegar quando largamos o fardo do julgamento, e então se torna muito mais fácil acessar o espaço entre pensamentos.

CONVIVER COM VALORES DIFERENTES: A vida é a coexistência dos opostos. Nossa experiência se dá por contrastes. Quando existe em nossa consciência a compreensão e a aceitação dessa viva coexistência de valores opostos, nos tornamos, pouco a pouco, mais tolerantes. A tolerância acalma o diálogo interior, e isso abre as portas da criatividade. O contato com qualquer ser humano é uma oportunidade de crescimento e de satisfação do desejo. E apenas a comunicação aberta e franca é capaz de abrir os canais que propiciam a concretização dessas oportunidades.

Cultivar a gratidão é uma das formas mais fáceis de manifestar as emoções e nos ajuda a encontrar a verdadeira felicidade

O terceiro pilar seria o foco em uma missão/propósito, dando sentido à vida - entender qual é o papel que traz a possibilidade de nos tornarmos felizes.

O quarto pilar são as emoções positivas, a nossa capacidade de amar, de sermos gratos, de nos interessarmos, a curiosidade, o entusiasmo pela vida. O quinto pilar são as metas, os alvos, as conquistas, as realizações. Nós somos seres teleológicos, termo que vem de "telos", que significa "objetivos". O último pilar são os relacionamentos positivos, precisamos deles para nos tornarmos felizes. Esses seis pilares formam o acrônimo SEMEAR – Supremacia / Engajamento / Missão / Emoções positivas/ Alvos e metas / Relacionamentos. A felicidade aparece quando equilibramos todos eles.

A primeira dica prática é sobre supremacia e desenvolvimento. Procure se desenvolver constantemente. Há mesmo um termo que resume bem essa ideia: *lifelong learning*, o "aprendizado ao longo da vida", que nos diz o seguinte: esqueça essa história de que basta fazer uma faculdade e nunca mais você terá de se desenvolver. A natureza humana demanda autodesenvolvimento. Procure aprender algo novo por meio de um livro, um treinamento, com outras pessoas. A segunda dica é sobre uso de forças de caráter e engajamento. Assuma o controle da sua vida. Descubra quais são suas qualidades e use-as, todos os dias. A terceira dica é: encontre a sua razão de existir, o seu propósito. Para isso, você precisa descobrir quais são os seus talentos, entender do que o mundo precisa e como você pode usar os seus talentos em prol do mundo. A quarta dica é sobre emoções positivas. Cultive a gratidão, que é uma das emoções mais fáceis de serem cultivadas e que dá resultados todos os dias. Todas as noites, antes de dormir, pense em três coisas pelas quais você se sente grato, agradeça pessoas, elogie pessoas, isso é muito importante. A quinta dica é sobre metas. Defina metas de curto, médio e longo prazo todos os dias – para o seu dia a dia, para o seu ano, para daqui cinco anos. Se você não é muito bom nisso, busque um *coach* para te ajudar a definir um plano de metas para a sua vida. Por fim, a última dica prática foca nos relacionamentos: aprenda a admirar as pessoas, a dizer o que elas fazem bem. É o primeiro passo para o desenvolvimento de relacionamentos positivos.

A psicologia positiva propõe exercícios que nos auxiliam a construir uma vida feliz. Alguns pesquisadores dizem que o nível habitual de felicidade, ou "set point da felicidade", pode ser determinado pela genética. A propensão para sermos mais ou menos felizes, em parte, é herdada de nossos antepassados. Mas é possível expandir este *set point* fazendo coisas novas, estimulantes, e ter objetivos desafiadores, gerando fluxo constante e experiências positivas. Isso porque temos o poder de desenvolver hábitos poderosos que geram mais satisfação e contribuem para o nosso bem-estar.

Pensar é um hábito

Assim como podemos mudar um comportamento ou os nossos padrões alimentares, os pensamentos também pode ser ajustados. O primeiro passo é identificar qual é a origem de padrões que insistem em se repetir. Olhe com cuidado para cada um deles e tente entender qual é a razão que faz com que eles apareçam. Afirmações positivas ajudam a fortalecer crenças e mudar o seu padrão de pensamento.

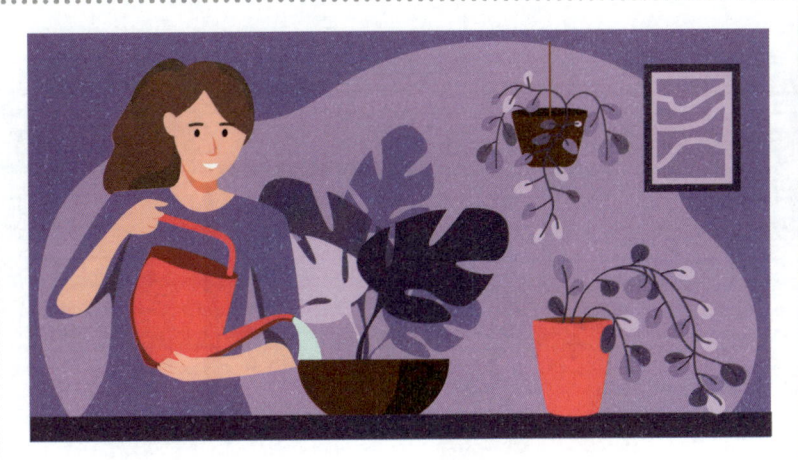

Você já possui esses hábitos?

Qual você pode começar a desenvolver hoje? Veja como você aplica a ciência da felicidade na sua vida. Responda "sim" ou "não" se você passou pela situação descrita se baseando nos últimos 7 dias.

1 Sorriu de forma genuína e verdadeira.
A) Sim
B) Não

2 Aprendeu algo novo, como um *hobby*.
A) Sim
B) Não

3 Manteve otimismo mesmo diante de situações adversas.
A) Sim
B) Não

4 Se encontrou com amigos queridos (vale videoconferência).
A) Sim
B) Não

5 Exercitou sua criatividade.
A) Sim
B) Não

6 Fez algo que considera divertido e animado.
A) Sim
B) Não

7 Ligou para uma pessoa que você ama.
A) Sim
B) Não

8 Agradeceu por algo bom que aconteceu.
A) Sim
B) Não

9 Praticou exercícios físicos e/ou mentais, como meditação.
A) Sim
B) Não

10 Exercitou a bondade, ajudando outras pessoas.
A) Sim
B) Não

Quantos "nãos" você respondeu?

Nenhuma vez: você vivenciou a ciência da felicidade em sua vida na última semana em plenitude, praticamente. Continue assim e você, e as pessoas ao seu redor, só têm a ganhar com isso.

De 1 a 3 respostas: você não experienciou em uma área ou outra de sua vida a ciência da felicidade. Você precisa avaliar, checar hábitos e atitudes que podem estar gerando resultados negativos.

De 4 a 6 respostas: você não obteve bons resultados da ciência da felicidade nessa semana e, talvez, isso esteja frequente em sua vida. Se você não cultiva hábitos saudáveis com constância, cogite procurar um acompanhamento.

De 7 a 10 respostas: você não aplica a ciência da felicidade em sua vida e uma das explicações pode ser por cultivar hábitos prejudiciais, que impedem a construção de uma vida feliz. Está na hora de buscar auxílio profissional.

Adote algumas atitudes

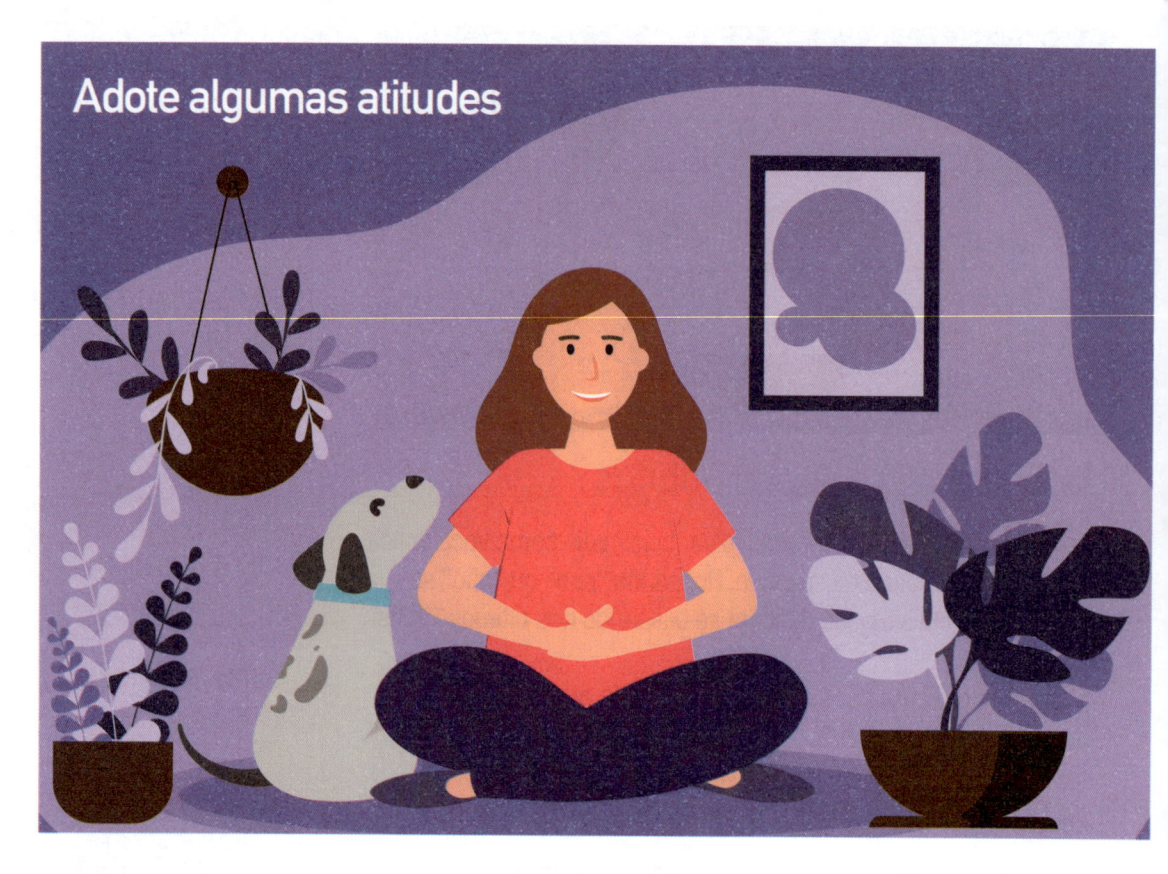

PENSE DIFERENTE
Identifique pensamentos repetitivos

É preciso saber ouvir a mente e perceber quando os pensamentos são recorrentes e, em geral, limitantes. "Não vou dar conta do trabalho", "Não consigo dormir", "Sempre me atraso" são alguns exemplos simples. Entenda quando esse sentimento aparece e aprenda a dominá-lo. Troque esse momento por uma lembrança de um trabalho realizado com sucesso. Faça com que a sua mente sinta essa sensação de ever cumprido e a ajude a reverter esse estímulo que insiste em aparecer.

Tire as ideias da cabeça

Ficar remoendo o que poderia ser feito não adianta nada. O ideal é aproveitar o descanso para desligar a mente e deixar o planejamento para depois. O melhor a fazer é anotar tudo o que está no pensamento e deixar para agir em outro momento. Fazer listas (no papel ou no celular) pode ajudar.

Esvazie a mente

Permita-se ter momentos de pura contemplação. Não fazer nada possibilita aliviar a mente das pressões e abre espaço para a criatividade. Esse pode ser um bom momento para estar em contato com a natureza. A exposição solar e a natureza são tão importantes quanto a meditação. Esta ajuda a começar a dar atenção ao que verdadeiramente importa, auxilia no controle da respiração, a tirar a tensão muscular e a rigidez que os quadros de ansiedade podem gerar no corpo físico.

Divida os problemas

Aprender a olhar as questões da vida de forma prática ajuda a não entrar no ciclo da ansiedade com o sofrimento por antecipação. Se um problema parece grande demais, vale pensar em como é possível resolver parte dele. É importante entender o que gera esses sintomas e como mudar o comportamento, o foco.

FAÇA DIFERENTE
Respeite a sua individualidade
Um fator importante para diminuir as crises de ansiedade é ter boas relações sociais, amigos e família para poder conversar, trocar experiências. Porém, respeitar a individualidade é fundamental para escutar o que o seu corpo tem a dizer. Tenha um tempo calmo com você mesmo. Seja lendo um livro, indo ao cinema... Respeite esse momento e preste atenção nos seus sentidos.

Desligue os eletrônicos
Não seja escravo das notificações do celular. Reserve três momentos do dia para responder às mensagens. No resto do tempo, leve uma vida normal, fora das notificações das redes sociais. Lembre-se de que os e-mails não precisam ser respondidos imediatamente, tudo estará lá no próximo período que você designar para isso.

Coloque o corpo em movimento
Atividade física é indispensável para quem pretende se livrar da ansiedade. Quando fazemos de forma regular (pelo menos três vezes por semana, principalmente exercícios aeróbicos), a gente estimula a irrigação de uma parte do cérebro que é responsável pela tomada de decisões, pelo planejamento. Ela também estimula outra região do cérebro que é a amígdala, onde se dá a produção de neurônios, e isso dá agilidade ao pensamento e à memória.

Dê espaço para a criatividade
Adotar um *hobby* é sempre uma válvula de escape eficiente para mudar o padrão de pensamento dos ansiosos. Tricô, crochê, cantar, correr, patinar... O importante é dar asas à imaginação dentro de um universo que faça o seu coração ficar feliz. Ter um momento 'você com você mesmo', é importante e estimula a tranquilidade.

SEJA DIFERENTE
Relaxe sempre que o corpo pedir
Quando a ansiedade toma conta, é natural que os músculos fiquem tensionados, a cabeça às vezes dói e pode ocorrer até mesmo um desconforto intestinal. Escute uma música calma de que você goste e aproveite para acalmar a respiração. Inspire e expire profundamente, demorando de 5 a 7 segundos em cada movimento. A respiração nos ajuda a reencontrar o centro e controlar as emoções. Lembre sempre dessa ferramenta.

Esteja no presente
Respirar com consciência nos permite estar no presente. A ansiedade é 'excesso de futuro', ou seja, nos preocupamos com situações que ainda não aconteceram. Mas aquela ansiedade que é um friozinho na barriga, que ajuda a nos prepararmos é saudável, pois joga a nosso favor.

Revisite memórias positivas
Praticar o autoamor é uma das maneiras mais bonitas de lidar com a ansiedade. Esforce-se para revisitar as memórias positivas sempre que a sua mente entrar em estado de atenção. Lembre-se de um momento de comemoração, de um trabalho em que você foi reconhecido, do abraço de uma pessoa querida... Essas memórias costumam trazer uma sensação de bem-estar e aliviam a mente de forma instantânea.

Sempre haverá um amanhã
Por mais que os dias pareçam nublados, é importante lembrar que sempre haverá uma nova oportunidade para reescrever uma história. A ansiedade de hoje pode dar espaço para a calmaria de amanhã se você se policiar para enxergar o lado bom da vida. Exercitar um olhar positivo para o futuro possibilita clarear a mente e enxergar novas possibilidades.

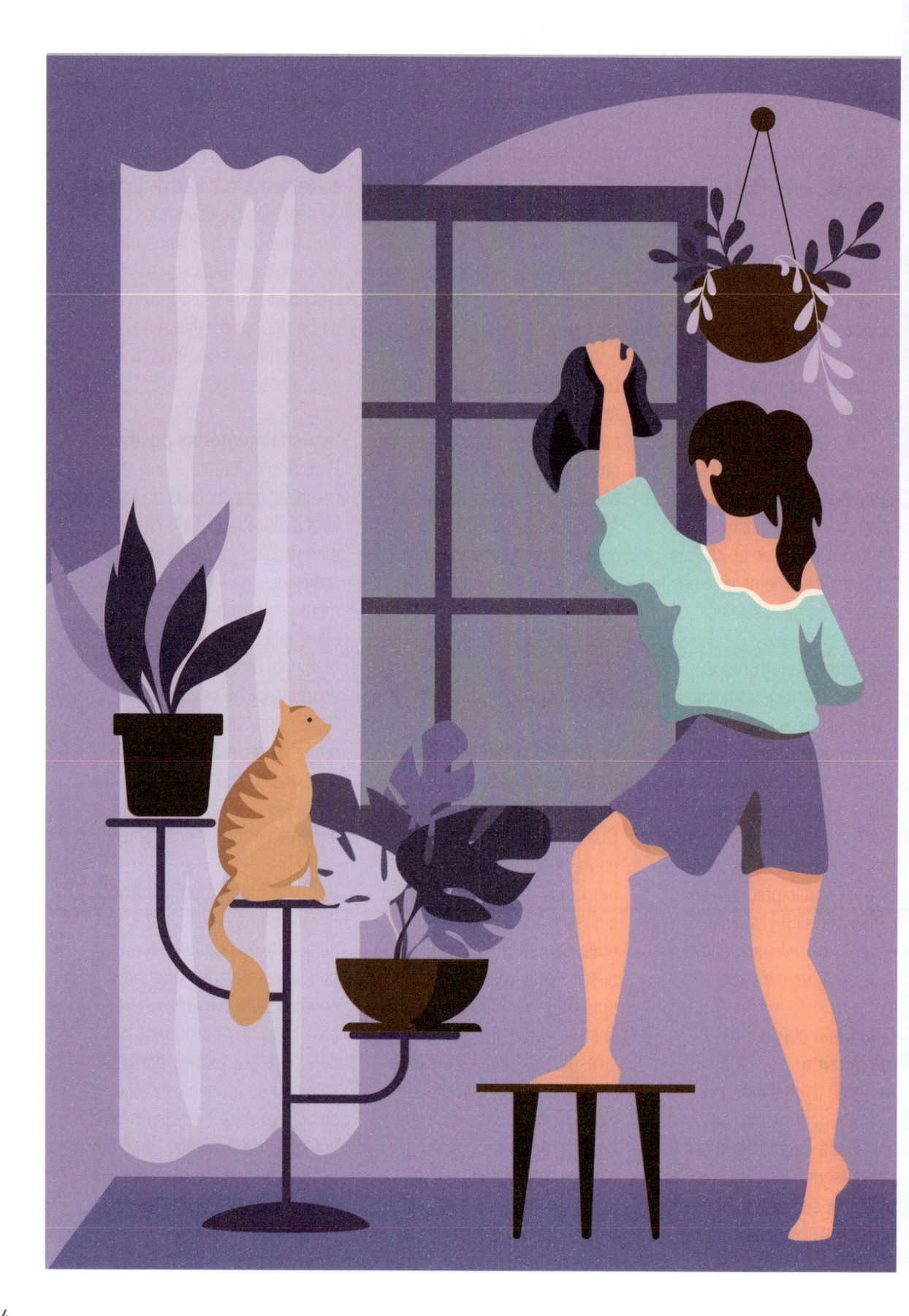

Ambiente que cuida de você

Quem nunca teve a sensação de que bastava um simples passeio no parque para trazer uma mudança de humor? A psicologia ambiental explica essa relação, que tem como foco a pergunta: como um ambiente modifica o estado psíquico ou interno de alguém? Embora o exemplo inicial seja a natureza, o mesmo vale para um quarto aconchegante, um café confortável ou uma sala acolhedora.

Nossa vida é constantemente impactada pelo meio e percebemos isso durante o isolamento social. Se você mora em uma grande cidade e precisa enfrentar um grande engarrafamento até chegar ao trabalho, certamente seu humor não será dos melhores quando você se sentar à mesa. Qualquer um que dirige no trânsito das grandes metrópoles brasileiras percebe os efeitos nocivos de espaços aversivos - além disso, esses espaços têm o potencial de se espalharem (tanto para o bem quanto para o mal).

Uma das soluções são os chamados "espaços reparadores", com áreas verdes e amplas que ajudam os moradores do entorno a recuperar o foco, além de aliviar os sintomas do estresse. Sentir-se melhor após um passeio em uma área verde e bem cuidada é um fenômeno praticamente universal, da mesma forma que pode ser extremamente estressante e desagradável caminhar por espaços mal cuidados, sujos e barulhentos.

Se até agora pensamos apenas no macro, os ensinamentos podem (e devem!) ser aplicados no micro. Assim, as lições dessa ciência podem ser usadas na nossa própria casa e melhorar nosso entorno. O resultado é medido na própria saúde e no estado mental dos moradores. Cada um de nós é ambiente dos outros, humor e mau humor são contagiosos. Depositar sua raiva, sua inveja e suas frustrações no mundo só o torna um lugar pior, por outro lado, ser uma pessoa mais proativa e positiva influencia o mundo de uma maneira melhor.

A casa é o espelho da nossa alma, reflete o que a gente traz como história e aquilo que pretendemos manifestar na vida. Cada objeto carrega uma história e tudo representa um movimento energético. Estamos trocando essa energia com o meio o tempo todo, recebendo a energia das cores. Enquanto estamos cuidando da casa, também estamos olhando para dentro. Cuidar da casa é um movimento de autocuidado que ajuda a ressignificar muitas coisas. Perceber que certas relações são nocivas e desenvolver estratégias para modificá-las (ou, no limite da relação, cortá-la) é aplicar psicologia ambiental.

Um olhar sobre o trabalho

A psicologia ambiental também está sendo usada nas empresas para melhorar o clima institucional, promover diálogo e melhorar a qualidade de vida dos funcionários. Antigamente, cada um ficava em seu escritório pessoal ou cubículo, fazendo o trabalho isoladamente. Hoje, espaços abertos, que promovem diálogo e facilitam troca de informações são mais valorizados, embora as medidas de prevenção, como o uso de máscaras, de proteção sejam uma necessidade. Um funcionário satisfeito no ambiente de trabalho é um funcionário que trabalha melhor, é mais produtivo e costuma promover mais bem-estar para todos que estão à sua volta.

O seu lar conta a sua história e carrega a energia que ali você deposita. Olhar para esse espaço com carinho e atenção traz mais saúde para a mente

Cultive o ambiente a sua volta

Confira algumas dicas práticas que podem ser empregadas em casa ou na vida. Comece a olhar para os ambientes ou para o seu entorno com mais atenção.

VALORIZE O QUE VOCÊ TEM

Antes de começar qualquer projeto de decoração, pare e analise tudo que tem no espaço: caixas e o que tem dentro delas, gavetas, veja as coisas que estão fora dos armários etc. Nesse processo de organização, muitas vezes as pessoas encontram itens que até esqueceram que tinham, e economizam tempo e dinheiro dando uma chance a algo que estava guardado ou perdido em meio à bagunça.

COMECE POR VOCÊ

Aproveite os cuidados com a casa e estenda-os a você, escolhendo as suas companhias e os seus estímulos. É evidente que certas pessoas são estímulos ambientais negativos (identifique quem vem à sua mente). Não é possível ainda exigir promoção de bem-estar por parte de toda população humana, mas como temos que começar em algum lugar, o melhor somos nós mesmos.

FAXINA COM INTENÇÃO

Até a limpeza da casa pode transmutar sentimentos. Para isso, você precisa colocar intenção na ação. Você pode varrer a casa e varrer as mágoas, as preocupações. Podemos ritualizar e deixar a nossa vivência mais sagrada.

TRAGA OS SEUS AMORES

Mudanças e alterações começam com a autopercepção. Gosta de praia? Leve a praia consigo, de alguma forma. Seja em uma imagem, um pedacinho de areia no quintal, o que vale é a lembrança e os sentimentos que serão despertados.

CHEGA DE PEDIR DESCULPAS

Meu corpo, minhas regras. O mesmo pode ser aplicado quando falamos do nosso lar, do nosso refúgio. Minha casa, minhas regras. O espaço é seu, você não precisa justificar nenhuma decisão sua para ninguém.

CUIDE DO SEU QUINTAL

Espaços abertos ajudam a reduzir a ansiedade, frequente um ou outro de vez em quando. Vá a lugares que promovem seu bem-estar. Vale cultivar um espaço agradável na sua casa, com cadeiras ao ar livre, um ambiente agradável para ler um livro.

INVOQUE A PROTEÇÃO

Tenha um objeto que represente proteção perto da porta de entrada. Pode ser o que for, uma fitinha do Bonfim, uma estátua de São Jorge, qualquer coisa que represente sua fé. Importante é que, cada vez que olhar, você sinta que aquele é um templo sagrado e que nada entrará ali.

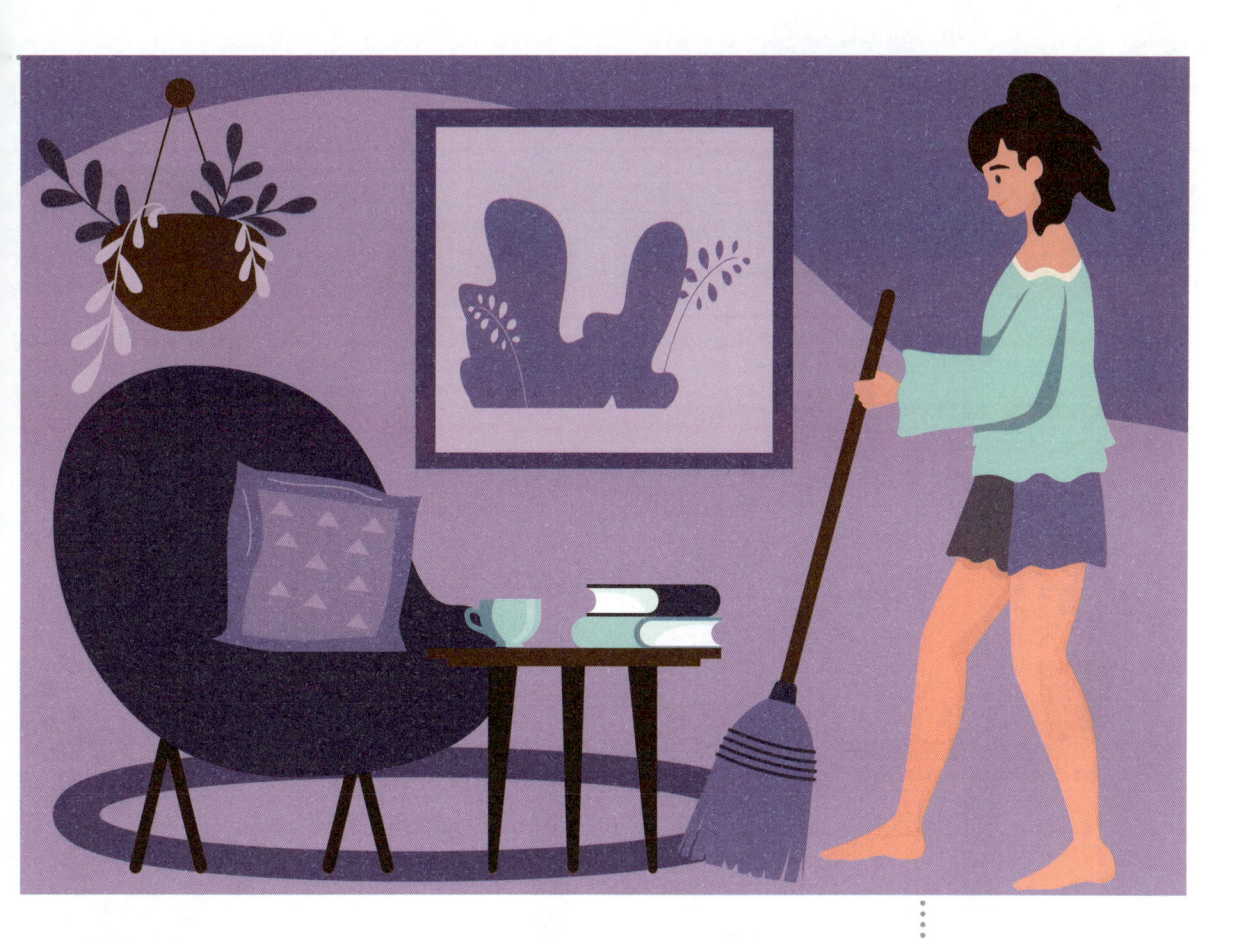

NÃO CONFUNDA SENTIMENTOS
Evite confundir alegria com felicidade e pare para observar os seus sentimentos. Você pode ficar alegre e saltitante no meio do Carnaval, mas ele não traz a sensação de realização ou completude. Procure o que proporciona paz e que permita que você possa pensar de forma madura sobre sua própria vida. Ninguém poderá fazer isso por você.

PLANTA É VIDA
Invista em pelo menos uma planta e, sempre que puder, compre flores. São elementos vivos que trazem beleza. Em geral, são acessíveis no que se refere a preço, e nos lembram de manter um pacto de cuidado.

UM ALTAR DE INTENÇÕES
Separe um cantinho com objetos que relembrem a sua essência. Faça um altar para se conectar com o universo, um espaço para momentos de reflexão vinculado ao sagrado e que fortaleça a sua fé, independente de você seguir uma religião.

PERMITA-SE SENTIR
Nesse processo, não existe certo ou errado. Cada um faz suas escolhas sobre o que deve ser alterado em casa. Se você quer destralhar, pintar uma parede, fazer uma limpeza… É incrível como as pessoas conseguem acessar conhecimentos que já estão disponíveis na alma de cada um.

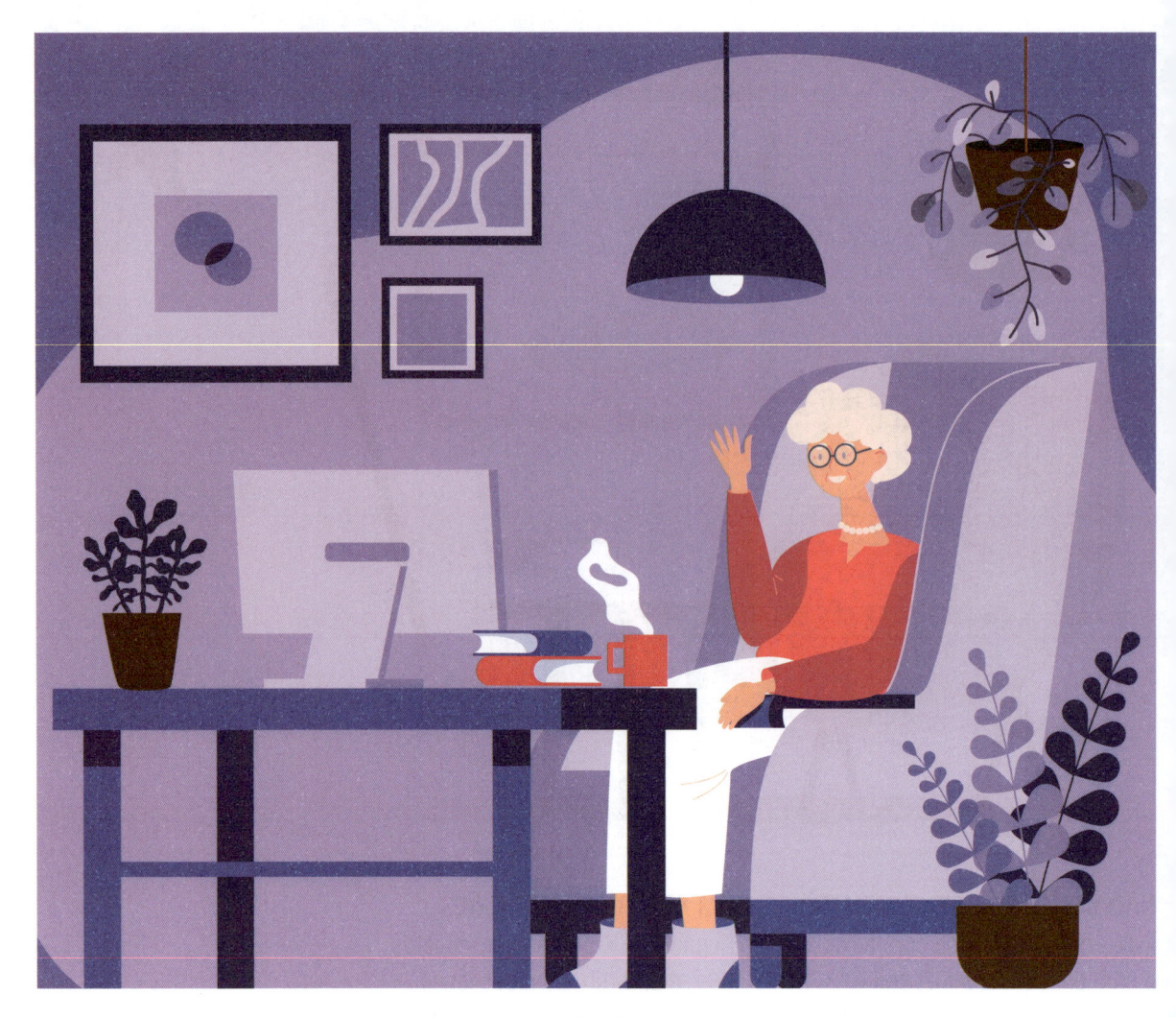

Crianças e idosos em foco

O isolamento social intensificou a ansiedade nos pequenos e aumentou os casos de depressão entre os idosos

O impacto na saúde mental de dois grupos em especial merece a nossa atenção: as crianças e os idosos. Em tempos de pandemia mundial, relações familiares tiveram que ser repensadas, e a reclusão social se tornou obrigatória. Crianças habituadas a conviver com os colegas de escola e familiares, precisaram ficar em casa. Os idosos, que já viviam sozinhos em grande parte, ficaram ainda mais solitários.

Neste momento, o importante é assegurar que se atravesse essa fase sem abalos na saúde psíquica dos pequenos e dos mais velhos. Crianças e adolescentes que já tendiam a desenvolver sentimentos de culpa ou baixa autoestima podem potencializar tais sintomas se submetidos à reclusão. Excesso de irritabilidade, ansiedade, aumento ou diminuição de peso podem ser indicativos de que algo não vai bem.

Na outra ponta, os idosos já enfrentavam um problema silencioso. Em um levantamento de 2013 – o mais atual até o momento – o Instituto Brasileiro de Geografia e Estatística (IBGE) constatou que há 11,2 milhões de brasileiros sofrendo de depressão, que 11% desse contingente é de pessoas entre 60 e 64 anos. Embora não tenham sido divulgados estudos mais atualizados, nada indica que esse número tenha diminuído.

Trata-se de uma fase em que há mudanças fisiológicas e financeiras. É preciso admitir que essa não é a melhor etapa da vida e mesmo aqueles que se preparam, sentem. Mas o impacto é diferente para quem fez reservas, e não apenas as financeiras: valem as reservas emocionais, feitas por quem povoou seu mundo interno com coisas boas, que estarão por ali quando diminuírem os elementos do seu mundo externo.

Logo, o bom uso das ferramentas tecnológicas é fundamental para manter a saúde de todos em dia. Para os idosos, aulas *online* podem ajudá-los a se manter ativos e usufruindo da companhia de outras pessoas.

A tecnologia possibilita aos jovens e aos idosos se manterem conectados e é uma alternativa para garantir a proximidade, já que permite que se fique em casa ligado ao mundo lá fora, mas deve-se fazer um alerta em relação às crianças e jovens: a dependência dessa tecnologia é capaz de privar crianças e adolescentes do sono, da alimentação adequada e até do convívio social.

A exposição excessiva em redes sociais, vídeos e as famosas "lives" pode dar lugar ao *cyberbullying*. O mais preocupante na prática do *cyberbullying* é que o conteúdo agressivo se espalha rapidamente, fazendo com que a privacidade da vítima seja prejudicada. Uma das dificuldades que os pais experimentam é a incapacidade de monitorar o uso das redes sociais dos filhos. Por isso, os adultos devem ficar atentos a alguns sinais e também procurar conhecer as novas tecnologias.

Para os jovens, além do acompanhamento dos pais, alguns *sites* já contam com medidas especiais para combater os perigos da rede. O Facebook, por exemplo, tem uma central de combate ao *cyberbullying* no Brasil.

O diálogo é uma ferramenta importante para estabelecer limites dentro dessa nova rotina. As regras de uso devem ser previamente instituídas sempre em comum acordo e diálogo com os filhos, pois, apesar de a maioria dos colégios manter a liberação do conteúdo do ano letivo pela internet, a escola, como instituição de organização de tempo e espaço, não está presente.

Nesse dia a dia com crianças e adolescentes, atenção ao discurso de menos valia, com conteúdo de desistência e humor entristecido. Além desses cuidados com a saúde mental, é importante resgatar hábitos antigos, como jogos de tabuleiro, de papel, mímica, utilizar as redes sociais para videochamadas com familiares e manter o diálogo e a serenidade.

Vídeochamada aproxima gerações

O isolamento social faz com que adultos e crianças se afastem das suas atividades diárias. Uma maneira encontrada em meio a pandemia foi a adoção de chamadas de vídeo para se comunicar com parentes e amigos. Algumas empresas que oferecem esse tipo de serviço, como o Google, registraram um aumento de 70% no uso da modalidade, que já virou uma nova forma de comunicação mais efetiva para todos e que deixa netos e avós mais próximos.

Se os idosos estão longe, é sempre bom lembrar que o cuidado, mesmo à distância, é mais do que necessário. Ainda são comuns, nas famílias brasileiras, casos em que o idoso muitas vezes é um provedor de renda e vive em moradias com diversos arranjos familiares e pessoas de diferentes gerações. Neste momento de convívio intenso, as brigas também podem acontecer.

Os filhos e demais parentes precisam estar atentos para lidar com as mudanças na saúde mental dos mais velhos. Muitas vezes, as alterações são apenas atribuídas a traços de personalidade, a um querer chamar a atenção, e se demora a buscar o devido tratamento. Isso faz com que o idoso apresente declínio em suas condições de saúde mental, com problemas que poderiam ser amenizados se tratados precocemente.

Música é aliada para todas as idades

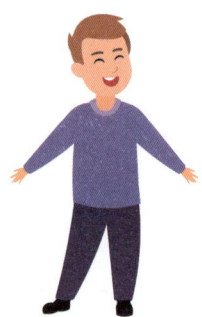

Ao longo de toda a **INFÂNCIA**, a música é primordial, pois fortalece os vínculos emocionais e favorece o desenvolvimento cognitivo e a expressão dos sentimentos. Enquanto ouve ou produz sons, a **COORDENAÇÃO MOTORA** da criança é estimulada. O aspecto lúdico e a própria estrutura da música facilitam o **APRENDIZADO**.

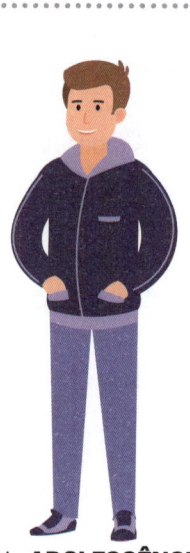

Na **ADOLESCÊNCIA**, ela é onipresente e, para muitos, é essencial para a concentração. Mas o descuido com o **VOLUME** pode ser nocivo. O som alto pode provocar perda auditiva, dependendo da recorrência. Nesse período de transição, marcado por mudanças físicas e emocionais, a música tende a ajudar no controle da **ANSIEDADE** e trazer sensação de bem-estar.

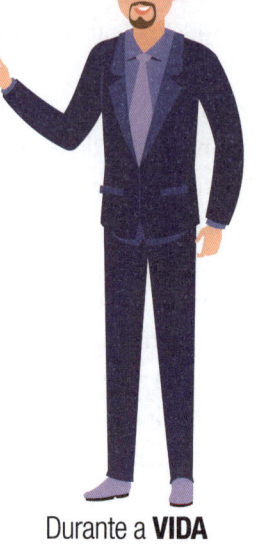

Durante a **VIDA ADULTA**, a música é capaz de mobilizar respostas fisiológicas e psicológicas para aliviar o estresse. Ela estimula a liberação da dopamina, neurotransmissor que está relacionado com a **SENSAÇÃO DE PRAZER**. Como o corpo tende a acompanhar os ritmos externos, a música serve como incentivo extra para o **EXERCÍCIO FÍSICO**.

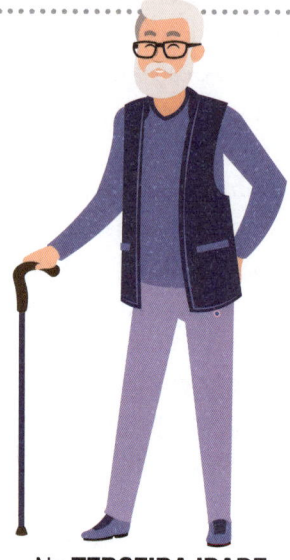

Na **TERCEIRA IDADE**, a música é importante por evocar lembranças e ajudar a resgatar a história de vida da pessoa, bem como sua identidade. Ela ajuda os idosos a desviarem a atenção das suas limitações, beneficiando sua **AUTOESTIMA**. Estudos apontam que as experiências musicais são as últimas a serem afetadas nos casos de demência.

Reversão de hábitos para crianças e adolescentes

NA MESA: em vez de os membros da família fazerem refeições separados ou distraídos com celular e televisão, experimentem ficar juntos durante, pelo menos, uma refeição no dia, interagindo entre si e prestando atenção nos alimentos. Família que se reúne para comer tende a se alimentar melhor. Aproveite para conversar e se aproximar dos adolescentes e crianças.

ELETRÔNICOS: para a criança não ficar só brincando no *videogame* ou assistindo vídeos no celular, incentive brincadeiras externas. Crianças pequenas têm bastante energia, e naturalmente, gostam de atividades físicas. Portanto, incentive brincadeiras como bola, brinquedos de montar e outras variações mais tradicionais. Quando possível, faça passeios ao ar livre com máscaras de proteção.

HORA DE BRINCAR: muitas vezes, conciliar o *home office* com as crianças não é fácil, mas reserve alguns minutos por dia para participar da brincadeira. A presença dos pais e responsáveis nas atividades das crianças é importantíssima e ajuda a melhorar o vínculo afetivo entre todos. Compartilhe esses momentos com as crianças.

SOBREMESA MAIS SAUDÁVEL: em vez de doces cheios de açúcares com frequência, estimule o consumo diário de frutas, que contêm açúcares benéficos para o corpo. Congele-as e faça versões de sorvetes e *smoothies* para os dias quentes. Deixe as frutas cortadas (pode ser até em formatos divertidos) e de fácil acesso para as crianças.

CARDÁPIO PLANEJADO: no lugar de refrigerantes e sucos de caixinha, incentive o consumo de sucos naturais e águas saborizadas. Você pode cortar frutas e ervas, como o hortelã, colocar em uma jarra com água e gelo, esperar uns minutos e está pronto para servir. Uma opção saborosa, refrescante e saudável.

SEJA O EXEMPLO: que tal, em vez de tentar mudar os hábitos não saudáveis da criança, mudar os seus? As crianças são o reflexo das atitudes dos pais e responsáveis. Aqui não adianta usar o ditado "faça o que eu digo, não faça o que eu faço". As mudanças devem partir dos adultos para que seja efetiva. Dessa forma, os pequenos também mudarão. Planejar o dia ajuda a deixar a rotina mais organizada e fica mais fácil conciliar os momentos com a família. Experimente cozinhar com as crianças e deixe-as participar das atividades da casa.

O isolamento nos mostra como os relacionamentos familiares precisam de cuidado e atenção. As crianças e adolescentes se espelham nos adultos e os vê como exemplos

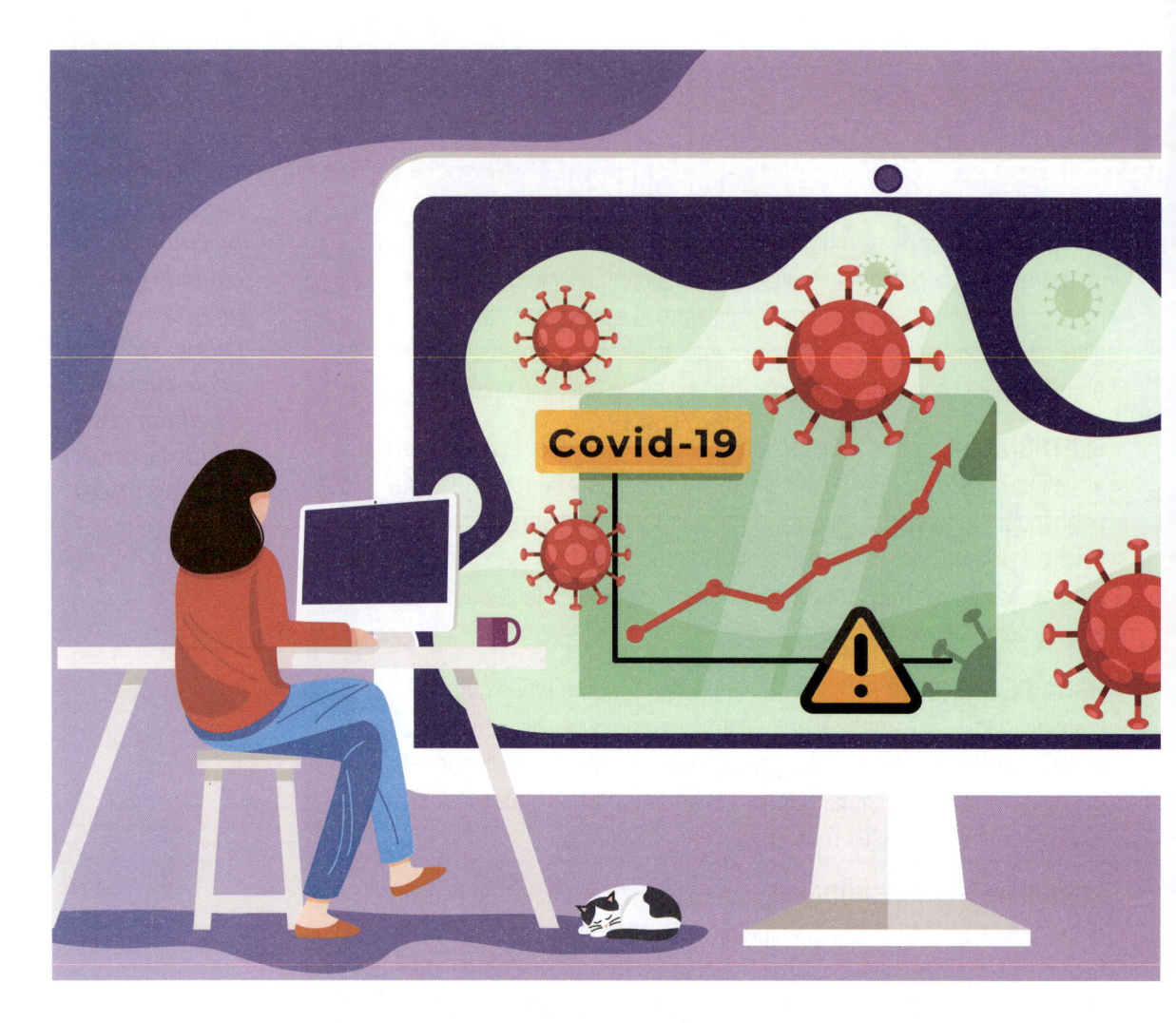

Como desvendar *fake news*

É comum receber mensagens de celular em grupos de amigos ou familiares dizendo, por exemplo, que água quente + coco pode curar o câncer, que vacina é uma forma de propagar doenças ou que aquele medicamento popular contra febre e dor no corpo pode aumentar o risco de autismo em crianças. Mas, apesar de muitas vezes parecerem conselhos reais, não se engane, todas essas informações são *fake news* ou, traduzindo para o velho e bom português, notícias falsas. E esses são apenas três pequenos exemplos das mais de 12 mil *fake news* que circularam nas redes sociais e nos aplicativos de conversa nos últimos 12 meses, de acordo com levantamento feito pelo próprio Ministério da Saúde.

Todo esse conteúdo mentiroso tem gerado uma enorme confusão entre a população leiga. Pacientes estão trocando tratamentos convencionais (e com eficácia já comprovada pela ciência) por alternativos e, colocando a própria vida em risco. Pais têm evitado vacinar seus filhos e doenças já erradicadas no Brasil estão voltando a fazer vítimas entre as crianças. Nessa verdadeira epidemia em que os vírus perdem força para as notícias falsas, o melhor a fazer é se proteger.

81% daqueles que compartilham e comentam nas redes sociais nem leem o conteúdo inteiro, só observam o título

Não se trata de nenhuma novidade, pois sempre houve *fake news*. Só que, com a tecnologia, tem sido mais fácil disseminar o conteúdo. Na saúde o assunto mais popular é a vacina: 89% dos boatos atacam a credibilidade da vacinação e têm levado à queda das imunizações, o que resulta na volta de doenças que estavam extintas.

O ponto de partida dessa *fake news* se deu em 1998, quando o médico britânico Andrew Wakefield publicou um estudo na revista científica inglesa The Lancet que vinculava o autismo infantil à vacina tríplice viral (contra sarampo, rubéola e caxumba). Entretanto, em 2010 foi revelado que Wakefield tinha forjado os dados da sua própria pesquisa.

Vários outros estudos até tentaram encontrar alguma ligação para o seu "achado", mas todos comprovaram que ele estava mesmo errado. Apesar da retaliação do acontecido, o estrago já havia sido feito e muitos pais nos Estados Unidos e na Grã-Bretanha deixaram de vacinar seus filhos, aumentando os casos de sarampo e rubéola por lá. Trazendo essa realidade para mais perto, o Brasil teve os primeiros sinais de queda nas coberturas vacinais há três anos, em 2016. A queda tem causado a volta de doenças que já estavam erradicadas e são facilmente combatidas com vacina, como o sarampo.

Outro assunto que se contaminou com as *fake news* é o câncer. Um caso combatido diretamente pela Associação Médica Brasileira (AMB) foi o da fosfoetanolamina, quando a entidade acionou o Supremo Tribunal Federal para barrar a aprovação do Projeto de Lei que liberava a "pílula do câncer", que era divulgada como salvação, enquanto o composto começou a ser testado em humanos só em junho de 2019.

Um estudo do Instituto de Tecnologia de Massachusetts (MIT) dos Estados Unidos aponta que a chance de uma notícia falsa ser compartilhada na internet é de 70%. Outra pesquisa, do Contentools & Opinion Box, mostra que 81% daqueles que compartilham e comentam nas redes sociais nem leem o conteúdo inteiro, só observam o título, o que piora a situação.

As *fake news* são assim mesmo, elas sabem chamar a atenção. A tendência para se envolver com notícias de caráter sensacionalista é uma característica da cultura brasileira. E as notícias falsas sobre saúde, na maioria das vezes, possuem esse perfil. São informações alarmantes, verdadeiras conspirações que provocam medo e grande estresse social.

Só que informações erradas têm reações adversas. É tão grave que pode até matar, afinal, interfere na saúde da pessoa que acredita na notícia falsa. No caso das curas milagrosas,

Vacinação é o principal alvo

São diversos os assuntos abordados pelas *fake news* compartilhadas pelas redes sociais, mas o maior alvo é a eficácia das vacinas. Vídeos que viralizaram colocam em xeque a eficácia e orientam a população a não imunizar as crianças. Esse movimento fez com que algumas doenças que estavam erradicadas voltassem à tona, como é o caso do sarampo. Vale lembrar que graças as imunizações diversas doenças foram erradicadas e essa é a nossa maior esperança para o combate à Covid-19.

Os aplicativos de mensagens reduziram a possibilidade de transmissão em massa para minimizar o excesso de fake news

Pare, leia e reflita antes de repassar

1 AVALIE A FONTE, O SITE E O AUTOR DO CONTEÚDO - *Sites* que publicam *fake news* geralmente usam nomes parecidos com os de sites já tradicionais, fique atento! Ao acessar a página verifique também se existem outras matérias.

2 REPARE NA ESTRUTURA DO TEXTO - Analise se há erros de português, formatação diferente e uso exagerado de pontuação a cada frase.

3 VEJA A DATA DA PUBLICAÇÃO - Confira se a notícia é atual ou se o assunto está ultrapassado.

4 LEIA MAIS QUE SÓ O TÍTULO - Vá até o fim da matéria. Muitas vezes, o título não condiz com o resto do texto.

5 PESQUISE EM OUTROS SITES - Duvide, caso a notícia não esteja em mais nenhum outro *site* conhecido.

6 CERTIFIQUE-SE DE QUE NÃO SE TRATA DE UM SITE DE PIADAS - Certos *sites* de humor usam de ironia para fazer graça. Não caia nessa.

7 SÓ COMPARTILHE DEPOIS DE CHECAR SE A INFORMAÇÃO É CORRETA - Não divulgue nada por impulso, lembre-se, você é o responsável por tudo que compartilha.

8 USE MEIOS CONFIÁVEIS PARA VERIFICAR A INFORMAÇÃO - Converse com o seu médico ou envie uma mensagem para canais sérios, como o Saúde Sem Fake News, do Ministério da Saúde.

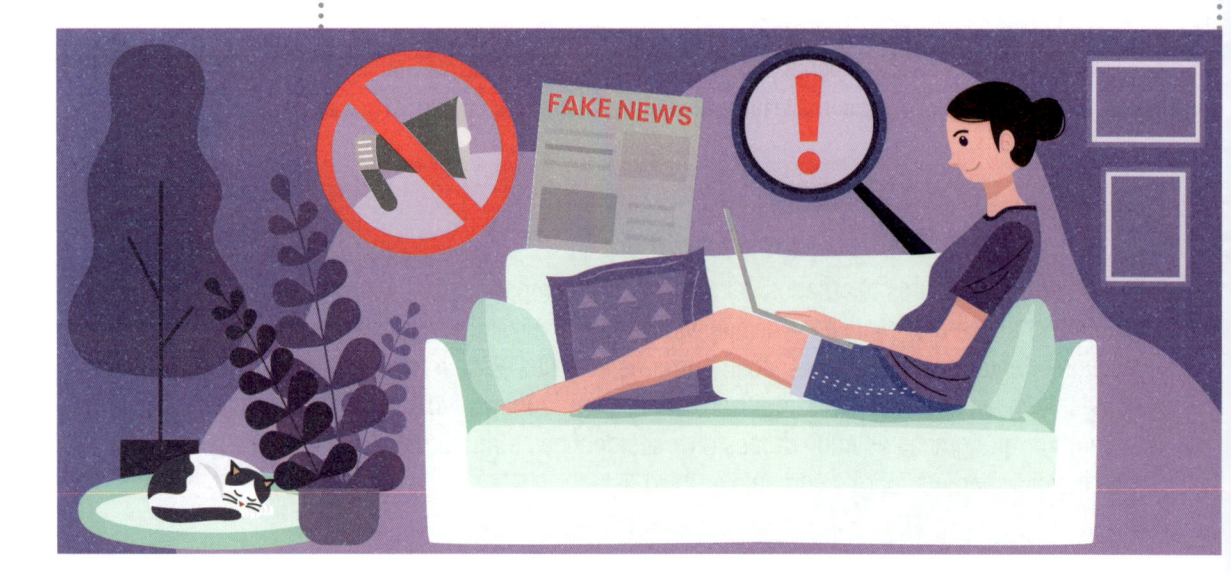

> ## Confie no seu médico
>
> A consulta médica é um momento seguro e apropriado para solucionar todas as suas dúvidas sobre uma doença ou o seu tratamento. É muito comum que os pacientes cheguem ao consultório com um diagnóstico do Dr. Google. Aproveite a conversa com o médico para esclarecer possíveis conteúdos que você tenha pesquisado e não alimente crenças populares. Tire todas as suas dúvidas sobre a medicação recomendada, além de questionar sobre hábitos que podem interferir no tratamento, como a prática de determinados exercícios físicos e a combinação com outros remédios.

por exemplo, isso pode trazer complicações muito sérias. Uma pessoa pode interromper um tratamento de uma doença como o câncer por acreditar que um chá ou uma forma específica de alimentação pode curar. As *fake news* podem levar ao questionamento indevido de práticas já consolidadas na saúde e causar problemas coletivos graves, como a volta de doenças que estavam controladas, por conta da falta de vacinação.

Para não ser o próximo a viralizar uma *fake news*, previna-se! Procure sempre fontes com credibilidade e que demonstrem tecnicamente a veracidade das informações passadas. Também é fundamental exercer o direito de duvidar do que leu, especialmente se a notícia tiver um grau de positividade acima do convencional. A pessoa deve sempre procurar orientação médica de um especialista que possa acompanhá-lo e ajudar no tratamento das doenças. Quando as soluções da internet prometem verdadeiros milagres com tratamentos pouco convencionais e soluções que parecem mágicas, é preciso acender o alerta e optar por aquilo que é cientificamente comprovado.

Como forma de combater essa epidemia, diversas instituições médicas estão criando vários caminhos para que o indivíduo tenha acesso rápido e fácil ao conteúdo que é verdadeiro. A Associação Médica Brasileira conta com um canal de relacionamento direto com o público e os médicos, que é o site www.suasaude.amb.org.br, que engloba conhecimentos sobre as principais doenças, sempre com base em evidências científicas.

Já o Ministério da Saúde, há cerca de um ano entrou também nas redes de conversa por aplicativo para acompanhar de perto o caso. Qualquer cidadão pode enviar a notícia para o aplicativo e confirmar se é séria ou não. Todas as mensagens são encaminhadas para áreas técnicas e institutos ligados ao Ministério. Lá são atestadas por especialistas e, após a verificação, respondidas a quem perguntou e publicadas no site da instituição.

A pessoa deve tirar todas as suas dúvidas com profissionais da área da saúde durante as consultas, sejam sobre diagnóstico ou procedimentos. Inclusive, sobre informações que eventualmente tenha lido na internet. Esse relacionamento é extremamente importante para que o paciente saia do consultório com todos os questionamentos sanados e não haja necessidade de complementação com informações não checadas. Caso o profissional não responda às perguntas, é indicado procurar uma segunda opinião médica.

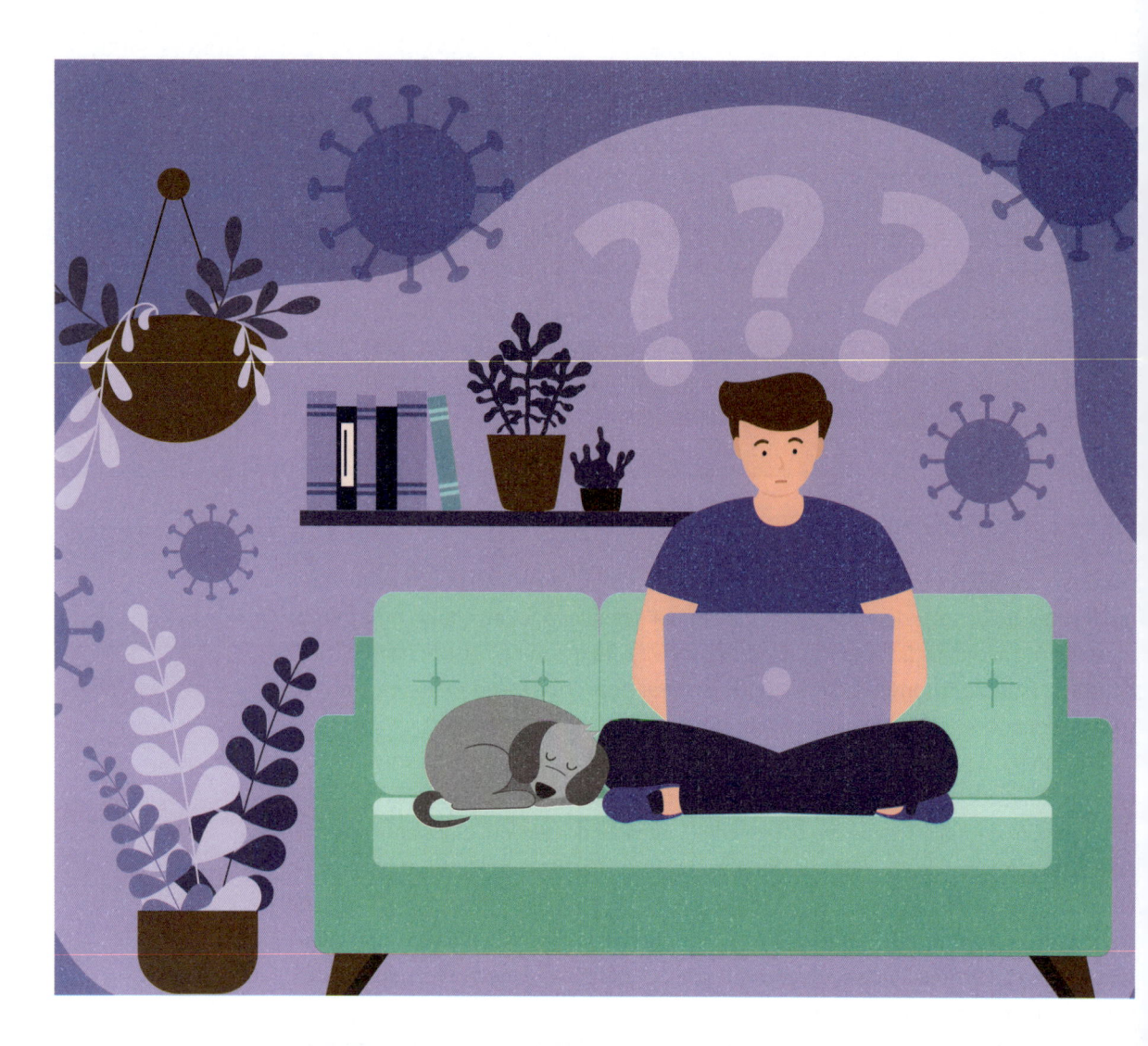

Fato ou *fake*?

VACINA DA GRIPE PROTEGE CONTRA O CORONAVÍRUS

FALSO A Sociedade Brasileira de Infectologia (SBI) ressalta que a vacina da gripe não protege contra o novo coronavírus, apenas contra o influenza. A associação ainda destaca que não há evidências científicas que comprovem a eficácia de medidas relatadas nas redes sociais, como lavar o nariz com água e sal, comer alho ou passar óleo de gergelim no corpo.

BEBER ÁGUA QUENTE OU CHÁ MATA VÍRUS

FALSO A ingestão de bebidas quentes não combate vírus. Os antibióticos também não são recomendados para prevenção ou tratamento. Segundo o Ministério da Saúde, ainda não há um medicamento ou substância específica, vitamina ou alimento para evitar a doença.

MÁSCARAS PROTEGEM CONTRA A TRANSMISSÃO
VERDADEIRO Já ficou comprovado que o uso de máscaras minimiza o risco de contágio e, por isso, se tornou uma medida obrigatória em todo o país. A medida vale para pessoas com ou sem sintomas.

O VÍRUS NÃO SOBREVIVE EM ALTAS TEMPERATURAS
PARCIALMENTE VERDADEIRO É falso que o coronavírus seja eliminado por temperaturas a partir de 26° C. No entanto, o clima mais quente dificulta a multiplicação do vírus. Como a maioria das doenças respiratórias, como as gripes, a infecção causada pelo COVID-19 se prolifera melhor em climas frios e secos. Porém, a ampla proliferação por diversos continentes mostrou que não há barreiras climáticas para o vírus.

EVITAR PASSAR AS MÃOS EM CORRIMÕES, POIS O CORONAVÍRUS SOBREVIVE ATÉ 12H EM SUPERFÍCIES METÁLICAS.
VERDADEIRO Estudo publicado pelo órgão britânico de prevenção a infecções hospitalares mostra que coronavírus semelhantes ao novo Covid-19 sobreviveram por até nove dias em superfícies como plásticos, metais ou vidros. No entanto, a pesquisa foi conduzida em laboratório, com o vírus concentrado em condições ideais para sua sobrevivência. Se um paciente com a doença espirrasse e tocasse no corrimão, também seria impossível estimar a quantidade de partículas infectantes e se seria o suficiente para contaminar outra pessoa.

VITAMINA C PODE AJUDAR A PREVENIR O CORONAVÍRUS
FALSO Não existe evidência que indique que a vitamina C previna ou trate qualquer infecção, muito menos o novo coronavírus, assim como não previne o contágio. Para diminuir as chances de ser infectado, as melhores práticas são lavar as mãos com frequência, evitar aglomerações e usar a máscara de proteção.

Crianças não precisam de máscara
PARCIALMENTE VERDADEIRO Crianças menores de dois anos de idade não devem usar máscaras, porque a salivação intensa, as vias aéreas de pequeno calibre e a imaturidade motora elevam o risco de sufocação. Entre os dois e cinco anos, existe necessidade de supervisão constante. Possivelmente, a criança se sentirá incomodada com a necessidade de ajustes frequentes por parte dos pais. A partir de seis anos, quando a criança tem um entedimento maior, o uso de máscaras de proteção deve seguir a mesma orientação dos adultos.

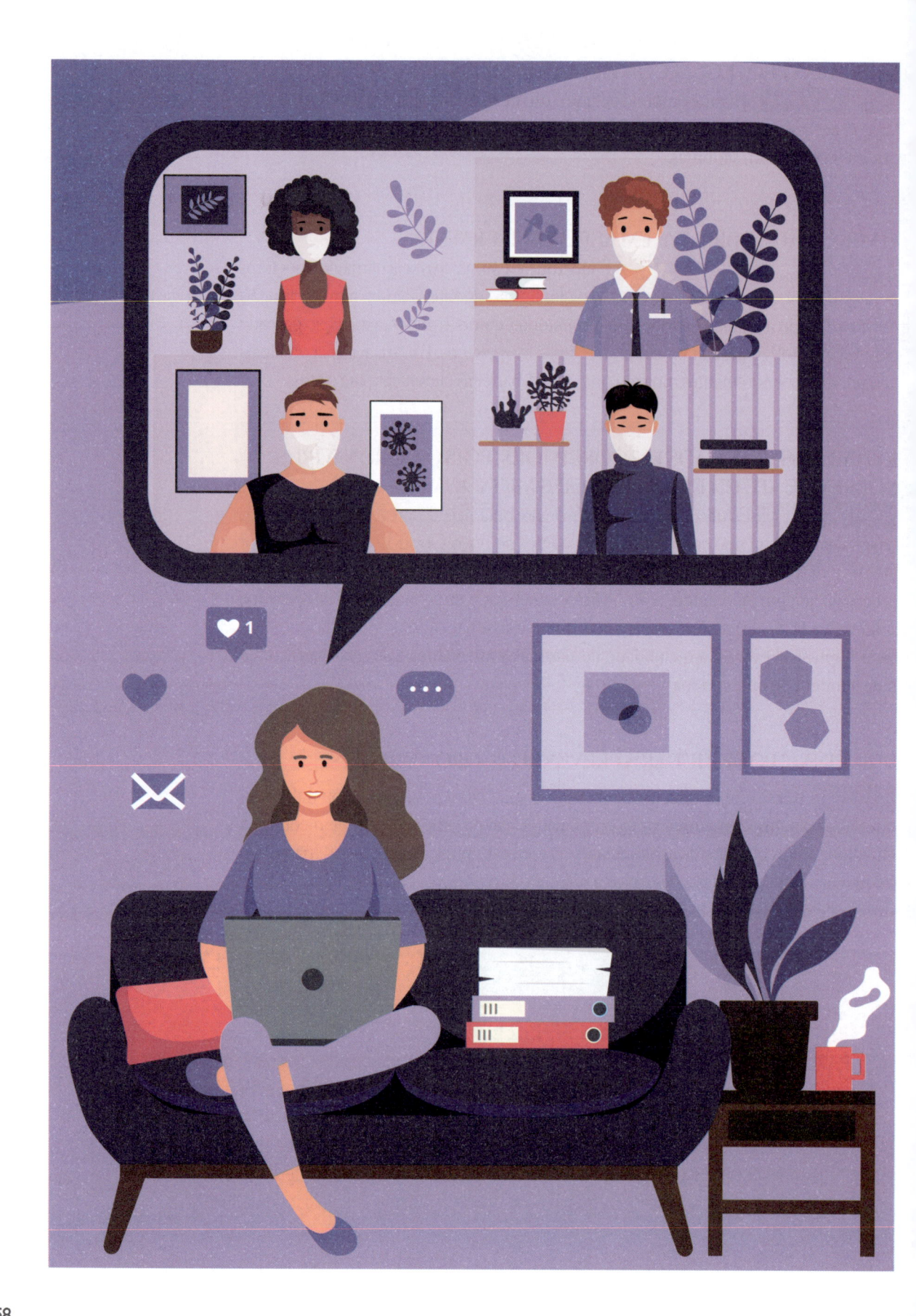

58

O mundo não é mais o mesmo

O prognóstico para o futuro é incerto, mas o que sabemos é que o mundo já não é mais o mesmo após a pandemia do coronavírus. Houve mudança de comportamento em diversas esferas e no próprio mercado pelo esforço de adaptação às novas formas de consumo e hábitos adquiridos no período de isolamento social.

Alguns setores foram mais afetados do que outros e correram para se adequar ao chamado "novo normal". A pandemia chegou arrebatando todas as certezas de estabilidade, colocou à prova o discurso tecnológico, ágil e humanizado de muitas empresas e nos relembrou que só é possível vencer um desafio quando ele é encarado de frente, em conjunto e com políticas adequadas.

Essa situação veio nos ensinar que as transformações, mesmo após o final da crise permanecem. Educação, saúde e trabalho estão cada vez mais remotos. O consumo é intermediado por tecnologias que reduzem o contato ao mínimo, como *e-commerce*, realidades virtual e aumentada, pagamentos por aproximação e até drones.

Já no âmbito pessoal, houve uma mudança de valores. A emergência da pandemia trouxe a urgência por uma nova configuração de vida e mudou as formas de viver, pensar, agir e de escolher as prioridades em várias esferas.

Por terem características mais introspectivas, essas mudanças devem se intensificar ainda mais. As pessoas perceberam seu posicionamento no mundo, analisando seu passado. Com esse distanciamento, passaram a enxergar o que é supérfluo e a valorizar o que é realmente necessário.

Confira algumas transformações que já podem ser notadas:

SALAS DE AULA ONLINE - As instituições de ensino e um grande número de profissionais da educação precisaram se adaptar rapidamente a um novo modelo de ensino. As salas *online* passaram a ser a sala de aula de milhares de alunos em todo o país. A experiência precisou de ajustes, mas mostrou que tem grande potencial a ser explorado.

TRABALHO REMOTO É UMA REALIDADE - As empresas, gestores e colaboradores foram enviados ao *home office* sem tempo para se preparar para essa transição. Algumas companhias já contavam com esse modelo de trabalho, mas muitas

Tempo recorde

Segundo antropólogos e historiadores, a pandemia da Covid-19 marca o fim do século XX, uma época norteada pelos avanços da tecnologia. Especialistas ainda apontam que o coronavírus funcionou como um "acelerador de futuros", já que muitos formatos e práticas precisaram ser adaptados em tempo recorde para adotar um novo estilo de vida que nos acompanhará daqui para frente. As descobertas em razão do vírus também serão benéficas para a humanidade.

A previsão de novas ondas e tipos de contaminação podem fazer com que hábitos de higiene e prevenção sejam uma prática obrigatória ainda por muito tempo

ainda resistiam a esse formato. Líderes precisaram encontrar novas formas de avaliar o desempenho dos colaboradores e a produtividade precisou de novas réguas de medida. O resultado foi tão positivo para algumas empresas que várias delas decidiram apostar nesse modelo mesmo após o retorno das atividades. A decisão representa uma economia significativa, já que custos altos, como a manutenção de um escritório, podem ser reduzidos drasticamente com a adoção definitiva dos modelos remotos.

TELEMEDICINA É TENDÊNCIA - Consultórios e clínicas médicas de outras especialidades que não tinham relação com o tratamento da Covid-19 viram os seus atendimentos diminuírem em meio a pandemia. Se não havia urgência, as consultas foram deixadas para depois. Nesse momento, os atendimentos através da telemedicina ganharam força e passaram a ser uma opção para quem precisava manter as consultas sem arriscar a segurança. Alguns planos de saúde passaram a aceitar a modalidade e hospitais aumentaram a oferta de atendimentos com valores convidativos. A experiência mostra uma tendência que deve ser adotada e ainda pode ajudar a diminuir os custos com os atendimentos médicos de rotina.

MAIS AFETO NAS RELAÇÕES FAMILIARES - Com a necessidade do isolamento social, muitas pessoas precisaram se afastar fisicamente das suas famílias e sentiram essa distância de forma intensa. Quem mora sozinho se viu em meio a uma situação difícil, em que as companhias estavam apenas nas chamadas de vídeo, trocas de mensagens e outras formas de contato. A mudança brusca trouxe à tona a necessidade de valorizar a família, estreitar os laços e aproveitar os momentos especiais para aumentar os vínculos afetivos entre todos.

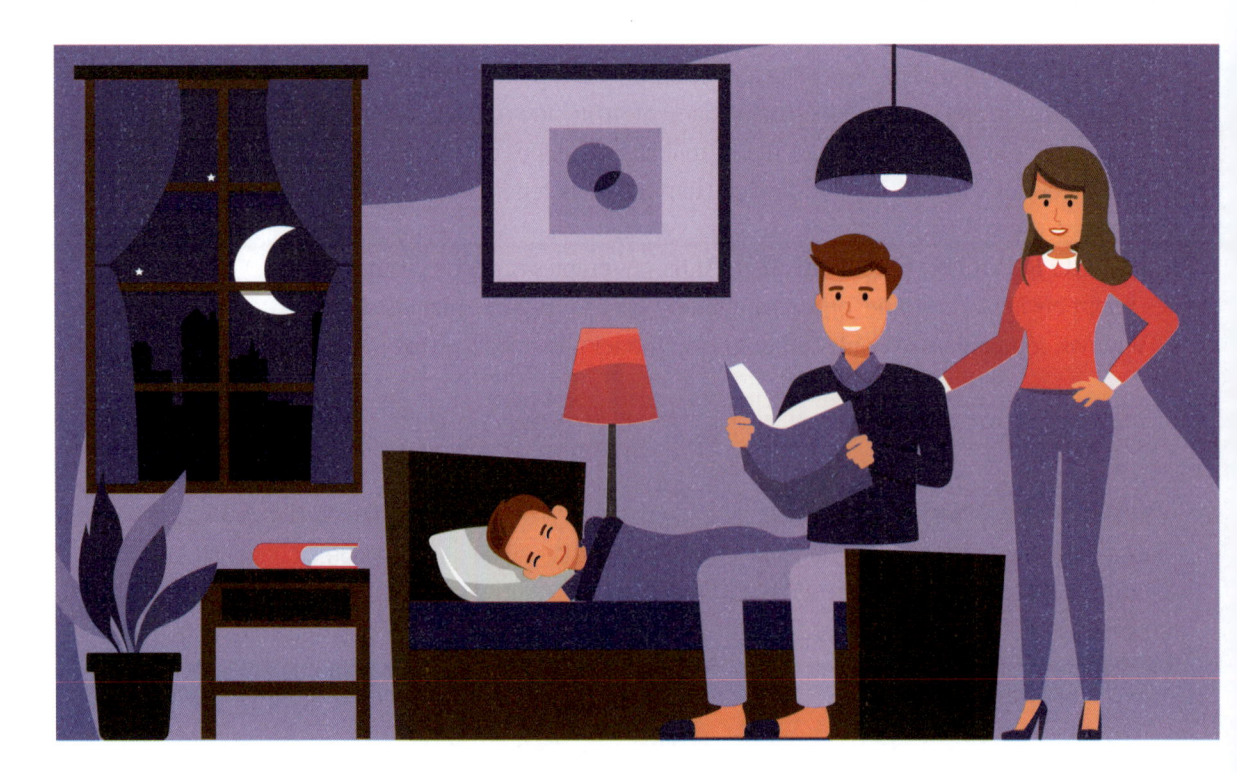

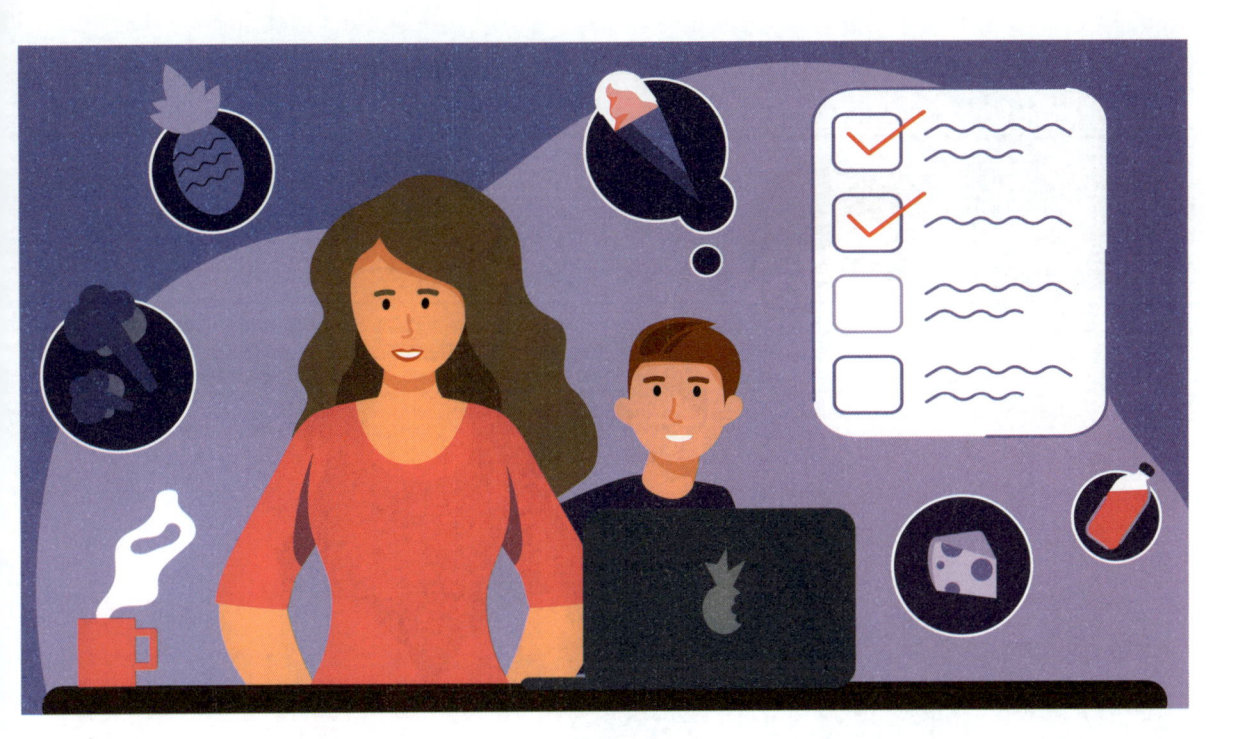

MUDANÇA NOS HÁBITOS DE CONSUMO - Com a suspensão das atividades de lojas físicas, as compras *online* passaram a ser a única opção para os consumidores. A alta foi percebida rapidamente por alguns setores, como higiene, limpeza e alimentação. O momento favorável aos *e-commerces* fez com que até mesmo os pequenos negócios se adaptassem e encontrassem uma maneira de vender à distância. O resultado foi o *boom* nos aplicativos de *delivery*, que deixaram de oferecer apenas comida e passam a disponibilizar também compras de supermercado, farmácia e demais entregas. A onda de facilidades deve se ampliar, uma vez que o consumidor experimentou novas maneiras de fazer compras no conforto do seu lar.

BUSCA POR MORADIAS CONFORTÁVEIS - Ficar em casa passou a ser uma necessidade e muitos se viram em situações delicadas. Famílias com crianças pequenas em apartamentos sentiram falta de um quintal e de uma área para que os pequenos pudessem correr e gastar energia. Pessoas que viviam em locais que serviam apenas como dormitórios também perceberam a necessidade de ter um espaço mais aconchegante. A experiência mostrou que, se possível, vale a pena buscar uma moradia mais próxima da natureza, com espaço para que você possa tomar um pouco de sol e respirar o ar puro entre uma atividade e outra.

ESPAÇOS VERDES GANHAM MAIS IMPORTÂNCIA - Que falta faz um passeio no parque, ver as árvores, os pássaros cantando, sentir o sol na pele. Os dias dentro de casa nos fizeram valorizar cada pedaço de natureza pelo caminho, nos mostraram a importância de cuidar de praças e parques, além de usufruir dos espaços públicos. Esse período em casa nos deu a dimensão de como temas ligados ao meio ambiente são urgentes e precisam da nossa máxima atenção, seja no âmbito pessoal ou corporativo.

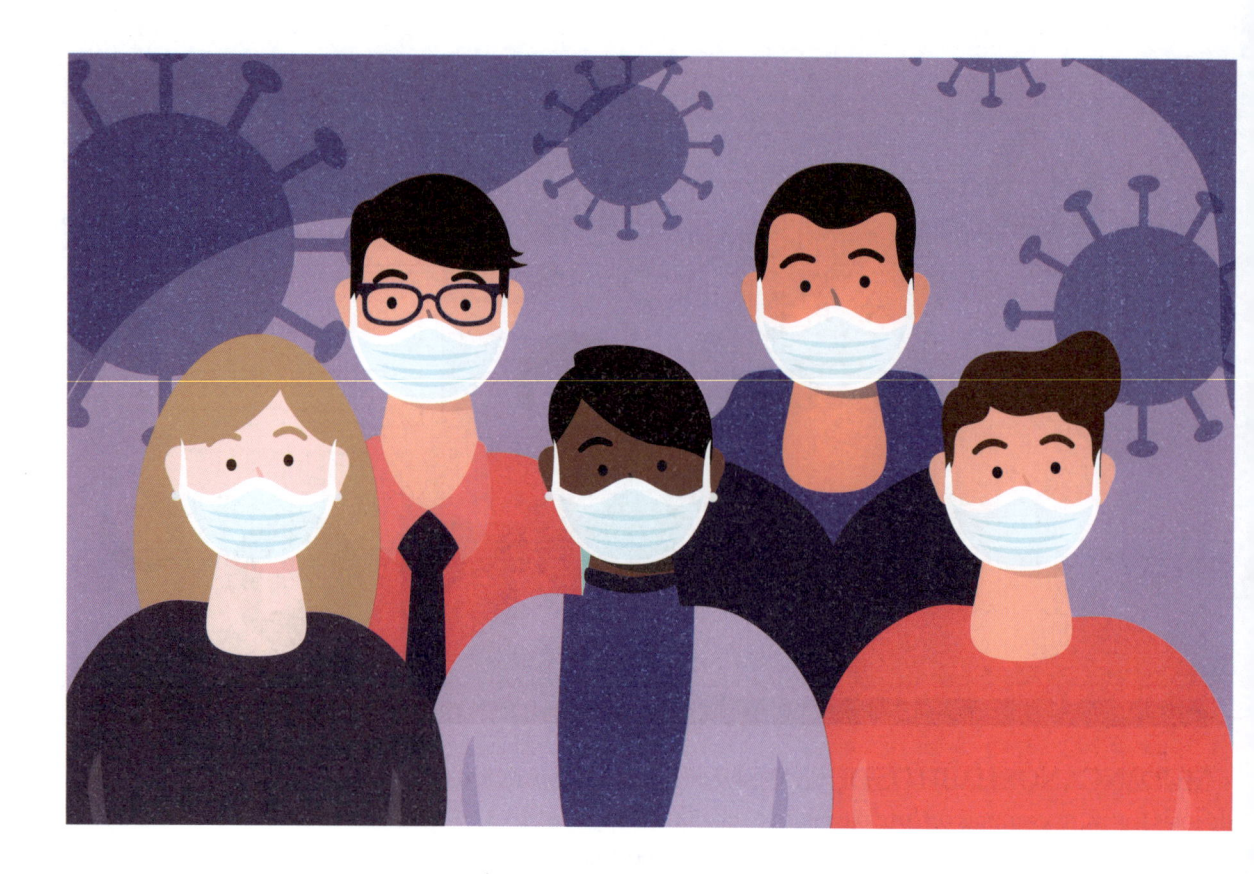

A experiência do isolamento fez com que coisas simples, como um passeio no parque, ganhassem ainda mais valor

A IMPORTÂNCIA DA VIDA EM COMUNIDADE - Aprendemos que o entorno é muito importante e tem impacto na saúde de todos. Uma pessoa infectada pode transmitir a doença para um grupo enorme, o que faz com que os cuidados sejam redobrados não apenas por nós, mas também pelos demais. A vida em comunidade se mostrou ainda mais importante. Valorizar o pequeno comerciante local é uma tendência que se mostrou positiva nessa fase. Grupos de vizinhos que passaram a se ajudar, os mais jovens que se ofereceram para fazer compras para os idosos, professores que também demonstraram preocupação com os pais. Esses são alguns exemplos de que a vida em comunidade deve ser valorizada cada vez mais.

SAÚDE MENTAL EM PRIMEIRO LUGAR - Dificilmente encontraremos uma pessoa que passou ilesa por essa pandemia. Seja o receio de ser infectado, o medo de perder uma pessoa querida ou a tensão por estar preso dentro de casa... Todo mundo tem uma história para contar sobre saúde mental e esse assunto passou a ser recorrente. Casos de ansiedade e depressão aumentaram significativamente, enquanto a busca por ajuda também se mostrou ascendente. Tudo o que passamos nos fará olhar para o futuro com mais cautela, sem esquecer de cuidar da mente. Muitas pessoas recorrem aos profissionais de psicologia e o acompanhamento passa a ser quase uma regra.

DIMINUIÇÃO DO CONSUMO EM EXCESSO - A crise decorrente da pandemia e até mesmo o as reflexões do período de isolamento faz com que as pessoas pensem duas vezes antes de consumir. Os iten supérfluos e desnecessários saem da lista de compra para dar espaço para a economia. Os excessos passam a ser regulados e as experiências passam a contar mais do que as posses. É o momento de rever prioridades e entender o que realmente faz sentido. O freio no consumo pode desencadear ainda mais problemas para a economia, que seguirá um bom tempo lidando com as incertezas e restrições que a pandemia nos deixou.

NOVA CULTURA DE CONVIVÊNCIA - A vida em sociedade presume a convivência entre as pessoas. Por outro lado, alguns costumes sociais representam um risco de novas ondas de contágio do coronavírus e outras enfermidades. Ainda deve demorar um tempo até que as pessoas se sintam seguras para compartilhar o espaço em aglomerações. Portanto, eventos cultuais já estão sendo realizados em sistema de *drive-in*, como sessões de cinemas, shows e até cerimônias religiosas. Com a suspensão dos eventos culturais, artistas precisaram se reinventar e as lives foram uma marca do isolamento.

VALORIZAÇÃO DA CIÊNCIA - A pandemia do coronavírus nos mostrou que a saúde é extremamente sensível e uma crise sanitária pode afetar o mundo inteiro. A única salvação para combatermos essa e outras pandemias que podem surgir é a ciência. Pesquisadores se debruçaram em estudos que demandariam anos de trabalho, mas foram desenvolvidos em dias. Muitos se mostraram ineficazes, enquanto outros seguem na fase de testes. Universidades, entidades médicas e laboratórios uniram forças para encontrar uma vacina em tempo recorde. Nos resta aguardar e acreditar no trabalho incansável da ciência, que já nos provou que está no caminho certo.

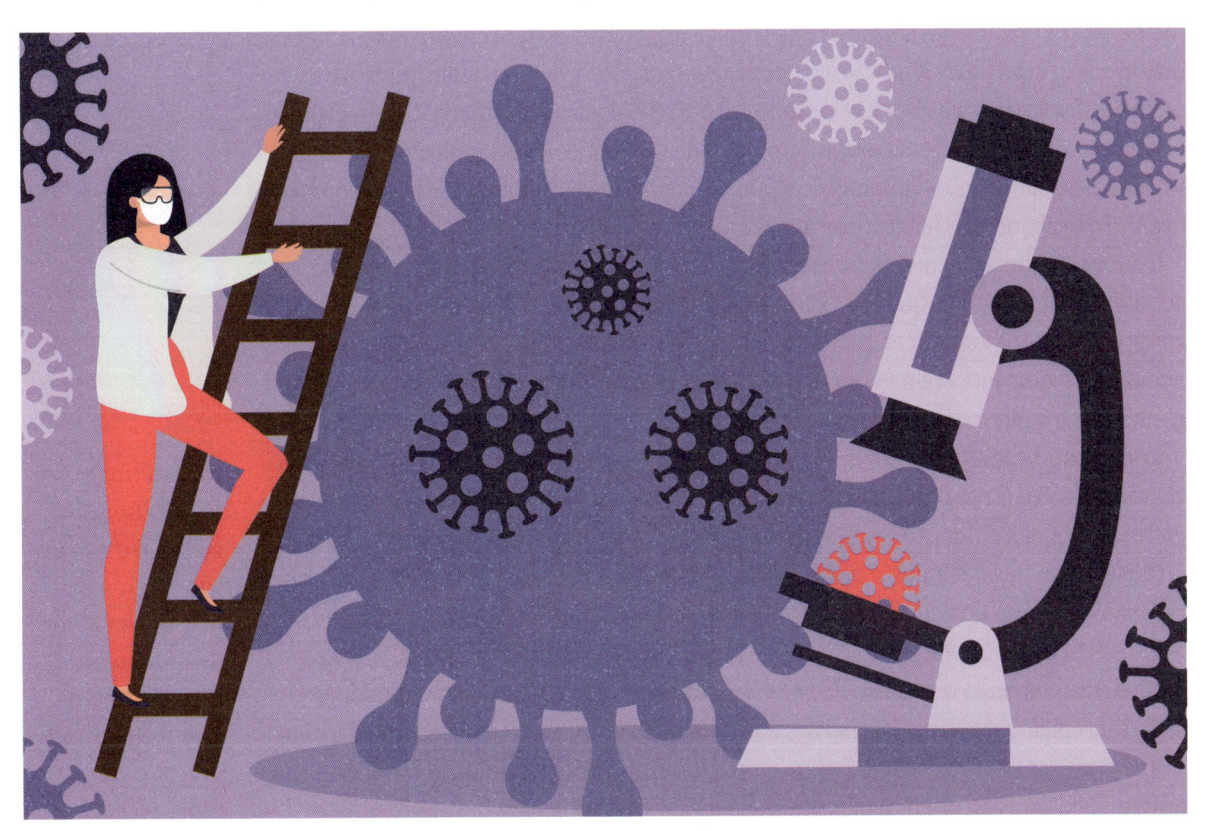

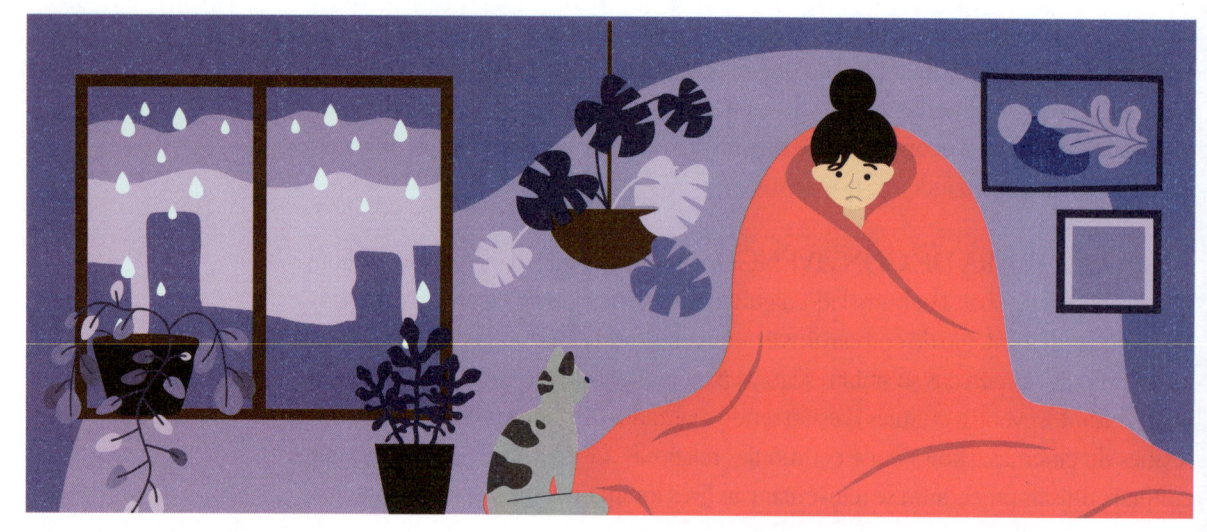

A luta do luto

Para cada acontecimento importante da vida a humanidade desenvolveu um ritual ou rito de passagem. Toda cultura celebra, à sua maneira, o nascimento, a entrada na vida adulta, as estações do ano e, inevitavelmente, a morte. Ainda que seja um ritual triste, ele é necessário para nos despedirmos de quem falece e para que se possa voltar, aos poucos, às nossas vidas. É por isso que mortes súbitas e inesperadas são mais dolorosas e marcantes, pois têm-se menos tempo para preparar o luto.

Mas, diante nas restrições para evitar a contaminação durante a pandemia, principalmente quando a causa da morte é o novo coronavírus, as famílias têm enterrado seus entes queridos sem fazer um velório nos moldes de suas tradições. Quando muito, podem cumprir o rito diante do caixão lacrado, deixando a sensação do não fechamento de um ciclo.

Estamos de luto não apenas dos mortos, mas de um modo de viver que conhecíamos. Perderam-se, também, os empregos, negócios, alguns tiveram que vender bens, outros tiveram que abandonar hábitos que amavam.

É muito conhecida a descrição das 5 fases do luto: Negação - "Isto não pode estar a acontecer."; Raiva - "Por que eu? Não é justo!"; Negociação - "Deixe-me viver apenas até ver os meus filhos crescerem."; Depressão - "Estou tão triste. Por que devo me preocupar com qualquer coisa?"; Aceitação - "Vai tudo ficar bem.", "Eu não consigo lutar contra isto, é melhor preparar-me.", e os rituais fazem parte deste processo.

Entretanto, diante do excesso de informação, aliado à escassez de possibilidades, além da velocidade com que as mudanças têm ocorrido em meio a tudo isso, uma descrição mais concisa talvez ajude. Trata-se dos três R's: Resistência, Resiliência e Ressignificação.

Pense assim: negar é inútil, a situação atingiu a todos, indistintamente, e não negocia. Sentir raiva não traz qualquer alívio, principalmente considerando o isolamento social. Por isso, é essencial olhar para as perdas de outra forma. A nova descrição nos ajuda, pois representa o enfrentamento verdadeiro do problema, e a superação das perdas. É importante resistir e lutar para evitar as perdas, isso nos fará bem no futuro, como a resiliência verdadeira é um bônus durante o processo. Por fim, com a ressignificação da perda é possível dar um novo sentido para essa vivência para que a superação seja completa.

Resistência, Resiliência e Ressignificação são os três Rs que podem nos ajudar nesse momento em que o luto precisa de um novo olhar

Colaboraram nesta edição

Adriana Cabana, psicóloga do grupo Prontobaby (RJ)

Ana Viana, criadora da empresa de decoração Buji (SP)

Andrea Sarno, especialista em inteligência emocional (SP)

Boris Keiserman, Doutor em Psicologia Clínica e Pesquisador pela PUC-SP

Cássio Trevizani, ortopedista do Hospital Israelita Albert Einstein (SP)

Christian Dunker, psicanalista e professor do Departamento de Psicologia Clínica do Instituto de Psicologia da Universidade de São Paulo (IP USP)

Débora Kinoshita, psiquiatra do Hospital Alemão Oswaldo Cruz (SP)

Diogo Leite Sampaio, anestesista e vice-presidente da Associação Médica Brasileira (AMB)

Ellen Moraes Senra psicóloga especializada em TCC (Terapia Cognitivo- Comportamental) e Educação Emocional Positiva (SP)

Fabio Akiyama, fisioterapeuta especialista em microfisioterapia (SP)

Fafi Carvalho, criadora da Home and Soul (SC)

Fernando Gomes Pinto, neurocirurgião do Hospital das Clínicas de São Paulo (SP)

Gomes de Deus, médico psiquiatra (SP)

Henrique Bottura, psiquiatra da Clínica Psiquiatria Paulista (SP)

Higor Caldato, médico psiquiatra (SP)

Jefferson Guarnieri Cunha, massoterapeuta especialista em shiatsu (SP)

Jomar Souza, médico do esporte e membro da Sociedade Brasileira de Medicina do Exercício e do Esporte (SBMEE)

Jorge Kishikawa, médico do esporte e professor do Instituto Niten (SP)

Lucas Santos Zambon, médico especializado em doenças cardiovasculares do HC-FMUSP e diretor do departamento médico do Instituto Niten (SP)

Luciana Mankel, educadora física e fisiologista da Curves Academia (SP)

Marcus Yu Bin Pai, fisiatra especialista em dor e acupuntura (SP)

Marisa de Abreu, psicóloga clínica especialista em Terapia Cognitivo-Comportamental (SP)

Pepita Rovira Prunor, psicóloga e psicanalista, fundadora da Clínica Social de Psicoterapia Psicanalítica Hélio Pellegrino e vice-presidente da Sociedade Paulista de Psicanálise (SP)

Pérsio Ribeiro Gomes de Deus, psiquiatra e diretor técnico de saúde do Hospital Psiquiátrico da Água Funda (SP)

Priscila Gasparini, psicóloga clínica doutora pela Universidade de São Paulo (USP)

Renata Gorayeb, psicóloga clínica (SP)

Rosangela Sampaio, psicóloga especializada em Psicologia Positiva (SP)

Thaís Bento Lima, gerontóloga e doutora em Neurologia (SP)

Ugo Braga, diretor de comunicação social do Ministério da Saúde

Pandemias e a arte de equilibrar a mente
Copyright © Editora Lafonte Ltda, 2020.
Todos os direitos reservados.

Nenhuma parte deste livro pode ser reproduzida sob quaisquer meios existentes sem autorização por escrito dos editores

Direção editorial
Ethel Santaella

Realização
Limone Comunicação

Coordenação editorial Ana Claudia Sniesko
Edição e redação Fernando de Freitas
Revisão Luis Barbosa
Projeto Gráfico e diagramação Estúdio Dupla Ideia
Fotos Shutterstock, Freepik e Domínio Público
Ilustrações Freepik e Camila Duarte

Dados Internacionais de Catalogação na Publicação (CIP)
(Câmara Brasileira do Livro, SP, Brasil)

Pandemias e a arte de equilibrar a mente / coordenação Ana Claudia Sniesko. -- 1. ed. -- São Paulo : Lafonte, 2020.

ISBN 978-65-86096-83-5

1. Coronavírus (COVID-19) - Pandemia 2. Equilíbrio (Psicologia) 3. Mindfulness 4. Psicologia positiva 5. Saúde mental I. Sniesko, Ana Claudia.

20-39054   CDD-150.192

Índices para catálogo sistemático:

1. Psicologia positiva   150.192

Maria Alice Ferreira - Bibliotecária - CRB-8/7964

Editora Lafonte
Av. Profa Ida Kolb, 551, Casa Verde, CEP 02518-000, São Paulo-SP, Brasil – Tel.: (+55) 11 3855-2100
Atendimento ao leitor (+55) 11 3855-2216 / 11 3855-2213 – atendimento@editoralafonte.com.br
Venda de livros avulsos (+55) 11 3855-2216 – vendas@editoralafonte.com.br
Venda de livros no atacado (+55) 11 3855-2275 – atacado@escala.com.br

Impressão e acabamento: **Gráfica Oceano**